Zoothérapie

Création maquette et mise en pages : Bénédicte Soufrant – PCA-CMB.

ISBN : 978-2-8132-3273-1

www.editions-tredaniel.com
info@guytredaniel.fr
www.facebook.com/tredaniel.reflexion
@tredaniel_reflexion

Audrey DESROSIERS
Mélisa SNAUWAERT

Zoothérapie

L'animal, une révolution dans le domaine du soin

Guy Trédaniel éditeur
19, rue Saint-Séverin
75005 Paris

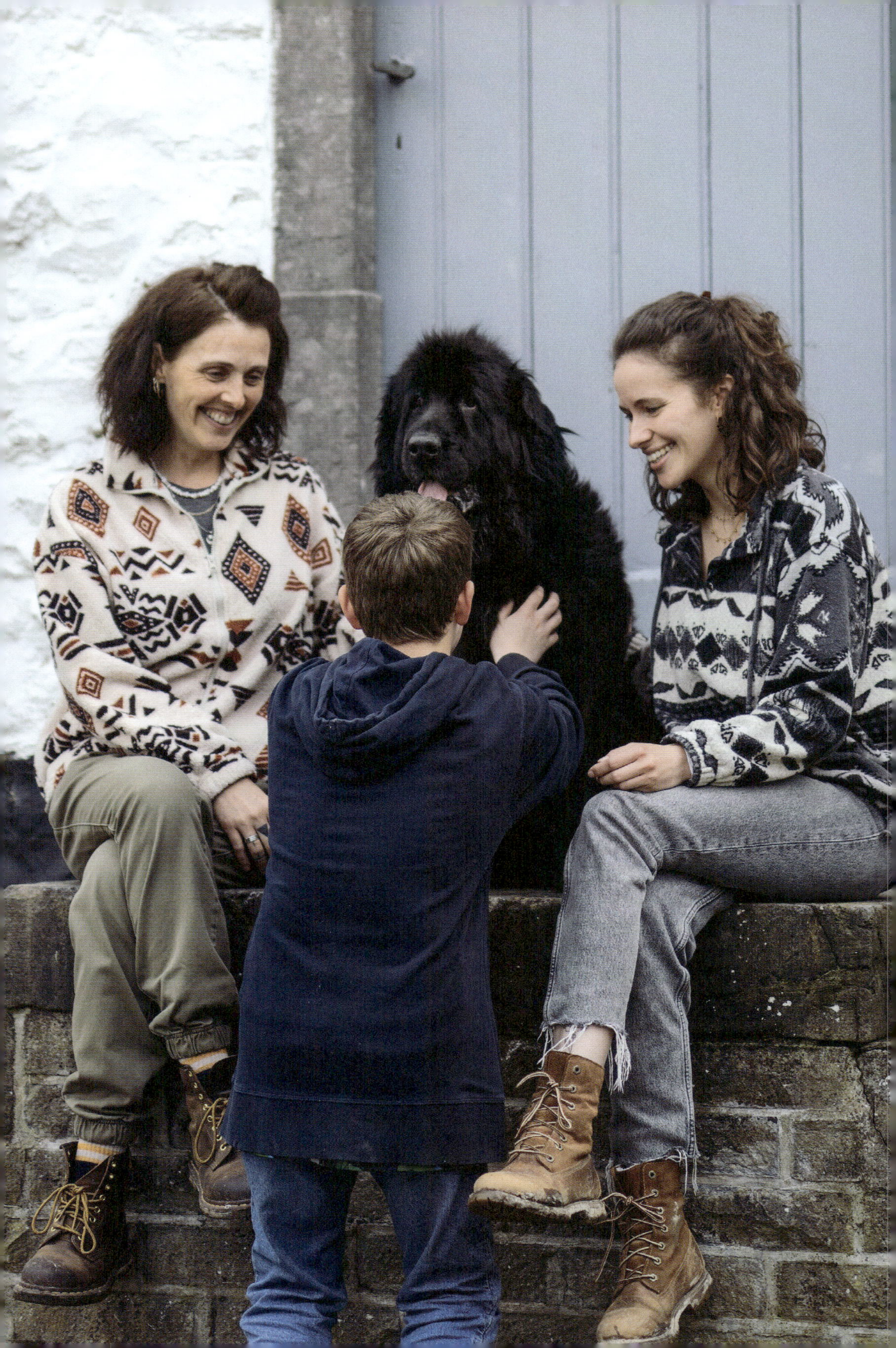

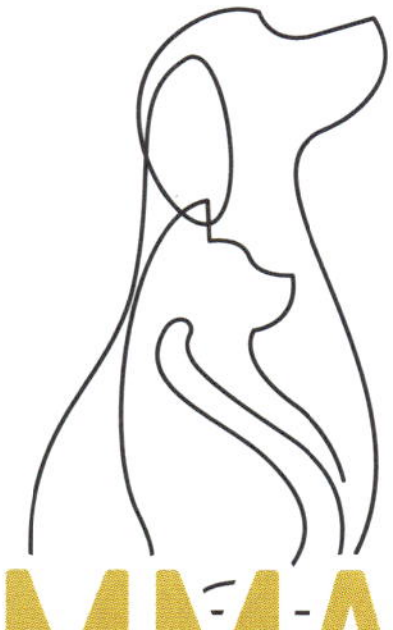

SOMMAIRE

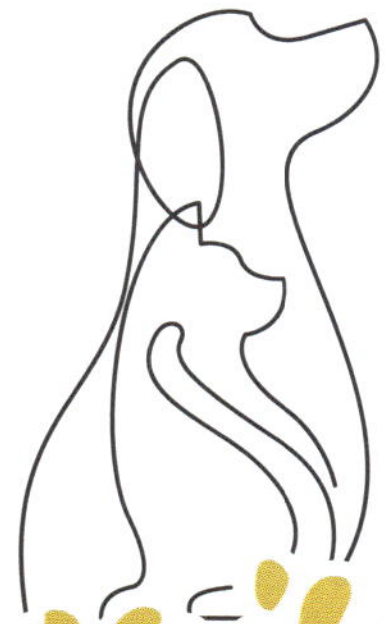

Chapitre 1

LE PARCOURS DE MÉLISSA

COMMENT LES ANIMAUX ONT CHANGÉ LA TRAJECTOIRE DE MA VIE

Il y a des livres, des musiques et des films qui changent une vie. C'est exactement ce que m'a fait *We Bought a Zoo* (*Nouveau départ* en France, *Nous avons acheté un zoo* au Québec) réalisé par Cameron Crowe en 2011. Ce film raconte comment un homme et ses deux enfants vivent la perte d'un être cher, comment ils traversent leur deuil et arrivent à surmonter cette terrible épreuve grâce au lien extraordinaire qu'ils ont créé avec les animaux.

Mon histoire personnelle n'est pas celle d'un deuil mais bien de la découverte de ce lien incroyable qui est né au sein d'une meute, et qui a changé le cours de ma vie.

J'ai tout d'abord suivi des études de psychologie à l'Institut libre Marie-Haps à Bruxelles. En 2014, j'en suis ressortie munie d'un diplôme d'assistante en psychologie clinique avec l'idée de poursuivre mes études pour devenir psychologue. Tout était tracé pour que je mène cette vie-là, en Belgique... mais ce n'était pas suffisant.

J'ai toujours eu beaucoup d'attrait pour la découverte et le voyage alors j'ai pensé qu'il était temps de me lancer. J'ai voyagé à travers l'Asie du Sud-Est, la Nouvelle-Zélande, l'Australie, l'Amérique latine et le Canada. Ces excursions m'ont permis de découvrir d'autres langues, d'autres cultures, d'autres personnes et d'autres perspectives. J'ai fait beaucoup de petits jobs, certains plus agréables, riches ou intéressants que d'autres. Mais c'est en 2017 au Canada, plus précisément à Trois-Rivières dans la

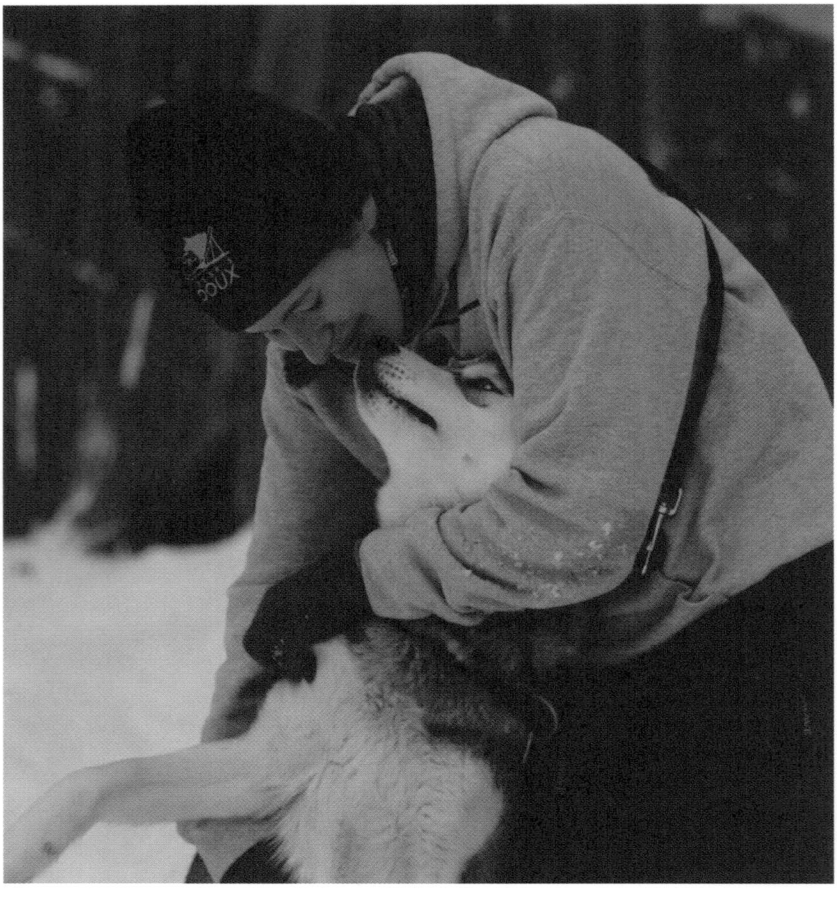

province du Québec, que tout a changé. Il était temps de trouver du sens à ma vie et à ces voyages. J'ai donc eu l'envie de faire de mon quotidien une aventure unique. Les rencontres, les conseils et le bouche-à-oreille m'ont amenée à postuler dans une compagnie de chiens de traîneaux. C'est donc en décembre 2017, dans les Laurentides, qu'une nouvelle page de ma vie s'est ouverte et que je suis devenue guide de chiens de traîneaux dans une compagnie touristique qui propose différentes activités de plein air aux clients.

En arrivant au chenil, j'y ai découvert cent vingt-cinq chiens, huskies sibériens principalement, mais aussi malamutes et alaskans. Des chiens de travail, de traîneaux, mais surtout des chiens pleins d'amour, d'énergie et de dévotion.

Pendant deux hivers, j'ai appris énormément sur le métier de guide de chiens de traîneaux, autrement appelé musher. Généralement, tous les chiens collaborent entre eux, travaillent ensemble, mais pas toujours. Comme pour nous, les humains, il y avait parfois des ententes plus faciles que d'autres et qui variaient en fonction d'enjeux de territoire, de nourriture, de reproduction et de sexualité. C'était tout un travail d'observer ces chiens pour ensuite créer les plus belles alliances possibles afin de monter une équipe prête à tirer le traîneau. Lorsque je suis arrivée dans la meute, je me suis rendu compte que tout était différent d'avec les chiens de maison habituels qu'on connaît : le type de nourriture, la façon de penser en meute, les soins à apporter, l'éducation canine, les conditions de vie en extérieur, les défis entre eux... Parfois, j'entendais les clients dire à leurs enfants : « Non, surtout, ne les caressez pas, ce sont des chiens de travail. » Je prenais tellement plaisir à leur répondre : « Monsieur, madame, vous *devez* les caresser. Ça fait partie de l'expérience et c'est une obligation. »

Avant de rencontrer ces chiens-là, je n'avais jamais envisagé à quel point il était possible d'aimer autant et aussi fort. J'avais tendance à penser que l'amour était plutôt unilatéral ou exclusif. En réalité, il s'agit d'un véritable échange et d'un amour partagé. Les chiens sont capables d'aimer l'humain avec une profondeur, une intensité et une pureté incroyables. Je souhaite à chaque être humain de pouvoir un jour expérimenter cet amour-là, d'en ressentir les frissons et toute

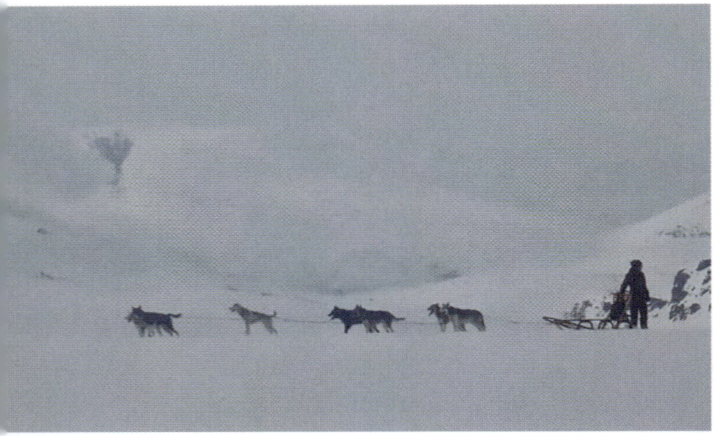

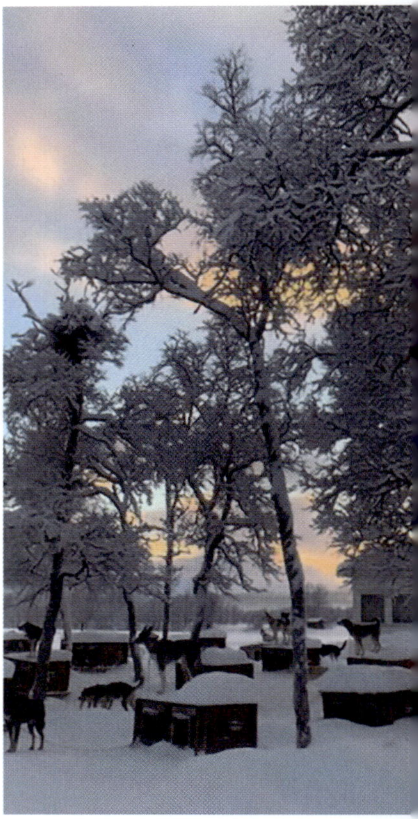

l'émotion qui nous prend lorsqu'on est face à cette meute puissante qui hurle en chœur.

Les balades en traîneau n'étaient pas la seule activité proposée. On avait également l'occasion de faire des balades de canicross pour partager un lien avec un chien en particulier ou, lorsque la neige commençait à fondre, de partir avec une quinzaine de chiens courant en liberté autour de nous. On s'en allait au lac pour nager. C'était un sentiment de liberté intense et totale, un lâcher-prise que je n'ai plus jamais retrouvé.

À ce moment-là, c'était devenu officiel : j'avais découvert le plus beau métier du monde. Un hiver, ce n'était pas suffisant. Il a fallu que j'y retourne pour une deuxième saison. Et puis, entre les deux, je suis revenue auprès de mon premier grand amour, les chevaux. C'est donc à Evansburg, en Alberta, que j'ai passé six semaines dans un ranch. J'y ai rencontré Kaylie Bruner, une incroyable praticienne de la thérapie crânio-sacrée qui a des mains de magicienne et qui soigne les maux physiques ou psychiques des chevaux en seulement quelques touchers. Ces deux expériences canadiennes avec les chiens et les chevaux ont été une vraie révélation qui m'a permis de comprendre ce qui manquait à ma vie : les animaux.

Pendant plusieurs mois, j'ai interrogé les gens autour de moi, j'ai effectué des recherches Google et j'ai envoyé de nombreux courriels. J'ai alors découvert la zoothérapie, la thérapie assistée par l'animal, la zoo-animation, la zoopédagogie, la médiation animale ou le coaching animalier... Tous ces termes regroupent un ensemble de connaissances et de pratiques qui diffèrent selon les pays.

MA RENCONTRE AVEC LE QUÉBEC ET LA ZOOTHÉRAPIE

Les formations sont présentées différemment avec divers formateurs, mais celle à Montréal auprès d'Audrey Desrosiers m'a le plus interpellée. J'ai donc postulé et j'ai eu la chance d'être sélectionnée pour faire partie de la promotion de 2019. C'est à ce moment-là que cette nouvelle belle et grande aventure a commencé.

Ma rencontre avec Audrey Desrosiers a littéralement changé ma vie. Dans sa formation, j'ai également eu la chance de rencontrer Danny Bélanger, un éducateur canin et comportementaliste animalier qui s'occupait de tout le volet animalier, à savoir le langage des animaux, l'éducation des comportements de base, la désensibilisation et l'évaluation des animaux. Audrey, quant à elle, était en charge des volets de psychologie humaine et de zoothérapie appliquée. J'ai appris sur les rongeurs, les oiseaux, les chevaux, les chiens, les chats, les hérissons et les alpagas. J'ai eu la chance de découvrir ou de redécouvrir certains de ces animaux, de m'instruire sur l'éthologie, sur leurs besoins, sur leur bien-être, sur l'entraînement et sur la collaboration en tant que partenaires d'intervention en zoothérapie.

La formation se voulait pratico-pratique et chaque cours théorique était suivi d'une mise en situation sur le terrain. À travers cette formation, j'ai aussi appris à me découvrir – à me redécouvrir, en fait. J'ai été suivie par une thérapeute en relation d'aide[1], Kathleen Lavigne, qui m'a permis de mieux comprendre quels étaient mes besoins, mes limites, mon fonctionnement psychique, mes mécanismes de défense et quels avaient été les événements marquants de ma vie ayant fait de moi qui je suis aujourd'hui.

J'ai quitté le Canada en 2019 avec mon diplôme de zoothérapie en main, mon expérience de guide de chiens de traîneaux et toujours mon *background* d'assistante en psychologie clinique. Mon rêve alors était de monter mon entreprise de zoothérapie au Québec pour proposer des suivis individuels et de groupe. Chaque hiver, j'aurais chargé mon assistante de la gestion des suivis pendant que je serais partie vivre une nouvelle saison auprès de mes chiens.

J'ai donc trouvé un contrat en zoothérapie pour travailler auprès des populations vulnérables et j'étais prête à me lancer dans cette aventure, à réaliser ce rêve un peu fou de tout laisser pour déménager au Canada. Mais le Covid-19 est arrivé, et comme pour beaucoup de gens, mes plans ont changé. J'ai été forcée de rester en Belgique, ce pays que j'avais pris l'habitude de quitter parce que j'éprouvais ce sentiment de trop petit, de trop peu, de trop clos et étouffant. Comme une sensation d'avoir besoin d'air.

J'avais l'impression d'être revenue au point de départ ; or ce n'était pas tout à fait le cas. Oui, j'étais de retour dans mon pays natal, mais avec de nouvelles expériences, enrichie par de formidables rencontres, de nouvelles connaissances, de nouveaux métiers merveilleux, celui de guide de chiens de traîneaux et celui de zoothérapeute.

J'ai trouvé un emploi en centre psycho-médico-social. J'ai travaillé dans huit écoles différentes auprès d'enfants et d'adolescents, ayant tous entre 2 et 18 ans. J'ai beaucoup aimé mon travail, mais il me manquait quelque chose : les animaux ! J'ai alors

1. Accompagnement apprenant à mobiliser et développer des stratégies, outils et ressources nécessaires pour surpasser ses difficultés du moment. Le thérapeute en relation d'aide peut également offrir de l'éducation psychologique.

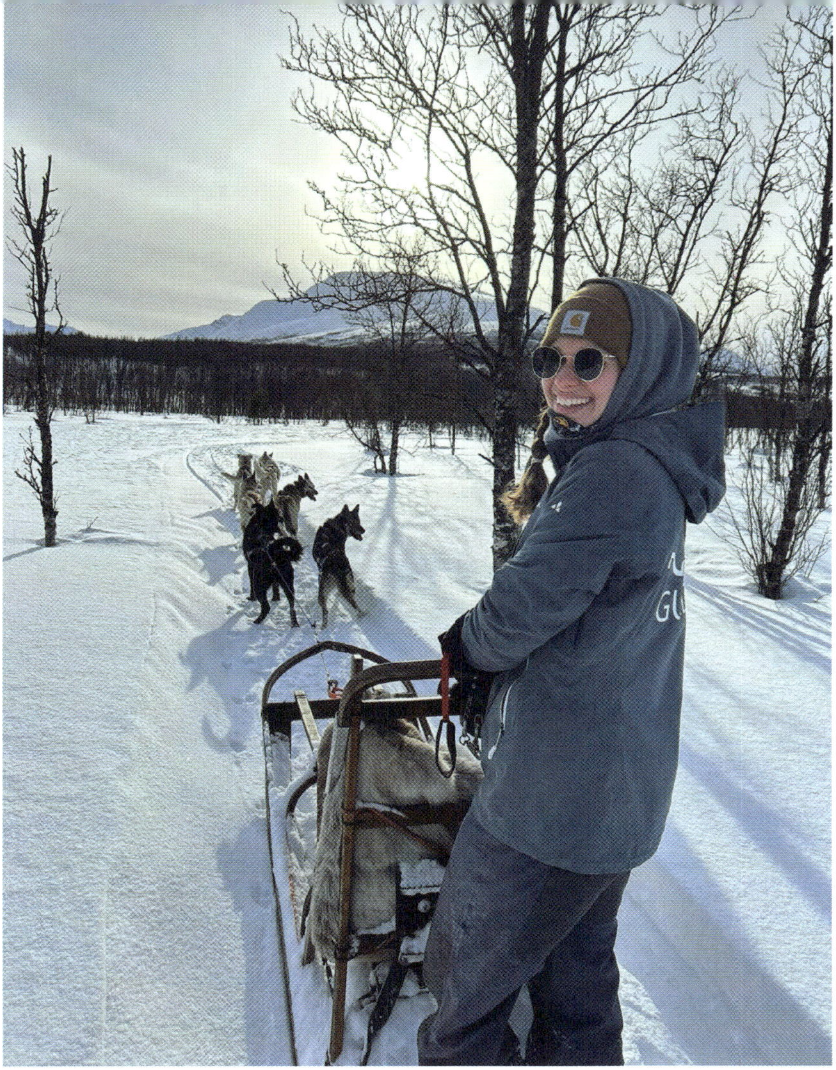

décidé de tout quitter pour partir à l'aventure en Norvège avec ma belle Tiloup, berger australien de 2 ans, pour revivre une saison de six mois en tant que musher. Une aventure incroyable, hyper riche. La première fois que j'ai entendu les chiens pousser leur cri de meute, j'ai pleuré parce que cela m'a fait sentir que j'étais à ma place, m'a rappelé à quel point c'est ça qui me fait vibrer dans la vie. Le travail n'est pas toujours facile: on est dehors pendant de longues journées, avec cent trente chiens dont il faut s'occuper, auxquels il faut donner des soins vétérinaires et de la nourriture par tous les temps, et quelles que soient les conditions météorologiques, qu'il y ait une tempête de neige, qu'il fasse –30 °C ou

0 °C avec la fonte de la neige et les bottes dans l'eau, les chiens qui ont peur des flaques, les clients qui lâchent les traîneaux, nous qui les rattrapons, etc. Mais la constante reste cet amour inconditionnel partagé avec les chiens ainsi que de belles rencontres avec le public – rencontres qui ne sont pas anodines car, oui, j'aime croire que tout arrive pour une raison.

En parallèle de mes aventures dans le Grand Nord, j'ai entamé le développement de mes activités de zoothérapeute en Belgique, à commencer par une formation belgo-québécoise avec ma chère amie Audrey Desrosiers. Notre idée était de former les professionnels des secteurs de la santé, du social, de l'éducation et de l'aide aux personnes à la thérapie assistée par l'animal (zoothérapie). Notre question de départ était : comment intégrer nos animaux dans notre pratique de tous les jours auprès de nos patients ?

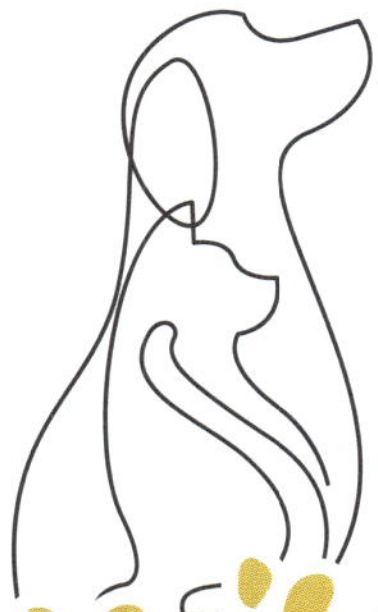

Chapitre 2

LE PARCOURS D'AUDREY

PIONNIÈRE ET CRÉATRICE DE PROGRAMMES THÉRAPEUTIQUES AU QUÉBEC

Si vous travaillez dans l'enseignement, vous connaissez ce sentiment. Alors que j'étais en train de donner mon cours dans une grande école privée de zoothérapie au Québec, m'agitant sur l'estrade, tentant de maintenir l'intérêt de tout le monde, je la voyais, elle était là, présente, dans une écoute active, réagissant à mes traits d'humour, créant des liens avec ses camarades, partageant son vécu. Bref, l'étudiante de rêve de toute enseignante. J'ai vu, cette journée-là, les étoiles des possibles de la zoothérapie s'allumer dans ses yeux. J'ai eu un coup de cœur, un coup de foudre d'amitié. Je savais qu'une relation spéciale allait naître entre nous, et c'est ainsi que Mélissa est entrée dans ma vie.

À cette époque, j'étais enseignante en zoothérapie depuis déjà cinq ans. Avant cela, j'avais eu un parcours artistique et théâtral.

Après quatre ans de cursus universitaire en musique classique et en dramaturgie, et une réflexion sur mes choix de vie, j'ai découvert, par l'intermédiaire d'une amie, qu'un programme en zoothérapie était offert. Comme j'avais toujours été une amoureuse des animaux et une personne qui adore aider les autres, cette formation était pour moi.

Nous étions en 2006. Quelques recherches et une entrevue plus tard, j'étais admise dans le programme. Dix-huit ans plus tard, je peux affirmer qu'il y a eu une foule de changements depuis (un siècle s'est presque écoulé!) en ce qui concerne l'état et les connaissances de la zoothérapie au Québec. À mes débuts, on me demandait si j'étais apte à régler certains problèmes relatifs aux animaux ou encore si le chien de la famille de mon futur client pouvait être utilisé pour mes interventions en zoothérapie. J'ai dû répéter ma cassette à maintes et maintes reprises dans les salons, congrès, foires, réunions de chambres de commerce, associations et entreprises afin d'expliquer ce qu'est et ce que n'est pas la zoothérapie, mais surtout pour convaincre les gens de la pertinence de mon métier. J'y ai consacré beaucoup de temps... Aujourd'hui, toutes les écoles, les maison de soins[1], les centres de jour[2] offrent de la zoothérapie sur une base régulière. Tout le monde a ou a reçu un zoothérapeute. C'est désormais uniquement une question de budget, nous n'avons plus à convaincre. Tout le monde l'a vu, le sait, la zoothérapie, ça change tout. Et tous en veulent. Les près de trois cents zoothérapeutes qui travaillent au Québec sont à temps plein et croulent sous les demandes. Un grand travail de pédagogie ayant fourni de nombreuses preuves sur le terrain a été réalisé, mais à présent cela fait partie des programmes scolaires, et les gouvernements nous engagent officiellement depuis plusieurs années.

---

1. Une maison de soins est un établissement de soins longue durée pour les personnes âgées.
2. Un centre de jour est un organisme qui offre des services spécialisés pour les adultes vivant avec une déficience intellectuelle ou un trouble du spectre de l'autisme.

UN PREMIER CONTRAT, LA NAISSANCE OFFICIELLE D'AU BOUT DU MUSEAU, ZOOTHÉRAPIE

Pour vous donner une idée de mon cheminement professionnel, ma première expérience, en tant que zoothérapeute, a été un contrat d'ateliers de « prévention des morsures » offert dans une école primaire (maternelle, 1re et 2e années). Rappelons-nous que, en 2007, c'était déjà incroyable et novateur au Québec de fournir ce type de service. C'étaient les premiers pas d'**Au bout du museau, zoothérapie**, mon entreprise privée en service de zoothérapie, et j'en étais vraiment fière, mais aussi un peu étonnée (agréablement). Les commentaires des enseignantes ont été élogieux, les réactions des enfants positives, et les opinions unanimes : je devais revenir l'année suivante avec mes animaux. C'était vraiment motivant pour une toute première expérience, car ce que je tentais de dire à tout le monde depuis des mois devenait enfin réel et tangible.

Nous étions à présent tous d'accord : la présence des animaux aidait les enfants et leur faisait du bien. Progressivement, les mentalités ont changé. Les programmes de zoothérapie ont peu à peu été intégrés, d'abord auprès des personnes âgées, puis auprès de jeunes présentant des troubles du comportement. Souvent, les zoothérapeutes étaient appelés pour intervenir lorsque les autres méthodes, *plus traditionnelles*, ne donnaient pas les résultats attendus. Chaque petite victoire en était une grande pour la profession. Il fallait seulement être persévérante, utiliser cette patience dont je fais preuve quand je suis avec mes jeunes pour l'appliquer dans le développement de mon métier.

BONIFIER L'OFFRE DE FORMATION EN ZOOTHÉRAPIE

En enseignant au fil des ans, j'ai remarqué, comparativement à d'autres spécialités (orthophonie, ergothérapie, etc.), qu'il manquait des notions dans l'enseignement de la zoothérapie. J'ai donc créé moi-même les cours qui me semblaient essentiels pour faire des zoothérapeutes de réels spécialistes pleinement équipés pour le terrain. Avec ces nouvelles notions, je tenais à ce que le métier de zoothérapeute soit sur un pied d'égalité avec les autres spécialités et professions qui touchent la relation d'aide. Je suis extrêmement fière de constater que c'est maintenant le cas. Nous, zoothérapeutes, faisons désormais partie des rencontres multidisciplinaires pédagogique ou médicales, sommes consultés dans les cas de patientèles difficiles de tous horizons, en plus d'être souvent la référence auprès des instances officielles gouvernementales et du corps médical.

Le développement de la zoothérapie avec une approche multidisciplinaire a toujours été très important pour moi. J'estime que tous les milieux et les professionnel de la santé, de l'accompagnement d'autrui devraient s'efforcer d'échanger et de collaborer : nous regrouper, mettre nos cerveaux, nos formes d'intelligence respectives, notre cœur et nos méthodes d'intervention au service d'un jeune ou d'une personne âgée permet souvent d'obtenir des résultats inattendus. Ça crée de petits miracles !

APPORTER LES MIRACLES EN BELGIQUE

Après que nous avons développé notre précieuse amitié, à cause du Covid-19, Mélissa qui devait initialement rester au Québec a dû tristement repartir en Belgique. Chaque jour nous échangions, rêvions de collaborer et, de mon côté, cela faisait déjà plusieurs années que les divers professionnels du milieu de la santé et de l'éducation me demandaient de développer une offre de formation-spécialisation en zoothérapie pour eux. Un matin, nous avons eu le flash quasiment en même temps : créons une offre de formation en zoothérapie pour la Belgique ! La zoothérapie existe depuis 1950 aux États-Unis, depuis les années 1980 au Québec où elle est bien installée, il est temps de l'exporter en Belgique, en France et

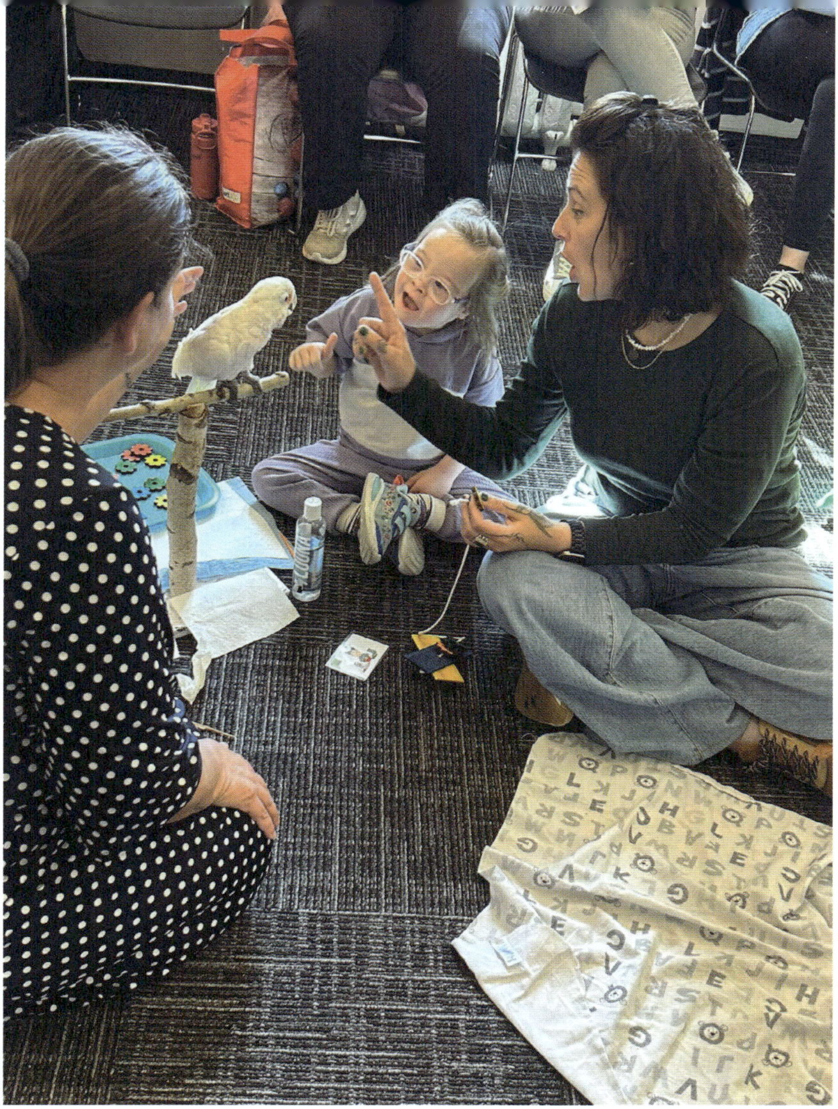

partout en Europe. C'est donc en 2021 que nous avons proposé à notre toute première cohorte notre belle formation bien étoffée pour les professionnelles du soin à la personne, et depuis nous n'avons cessé de grandir en Belgique!

La Haute École Léonard-de-Vinci[3] proposera même notre programme en certification officielle pour l'année scolaire 2024-2025,

3. La Haute École Léonard-de-Vinci est un établissement d'enseignement supérieur reconnu et subventionné par la Communauté française de Belgique.

ce qui est une reconnaissance et le signe que nous avons super bien bossé !

Mélissa et moi sommes très fières de ce beau programme de formation et c'est un véritable bonheur de travailler ensemble. Nous avons des intelligences complémentaires, des aptitudes à l'intervention différentes qui rendent notre présence essentielle l'une à l'autre.

Nous mesurons notre chance. On se pince encore de voir combien les portes s'ouvrent rapidement; nous avions raison, les Européens sont prêts, il ne manquait que nous !

J'ai donc le plaisir de venir en Belgique deux fois par an depuis, pour dispenser les cours.

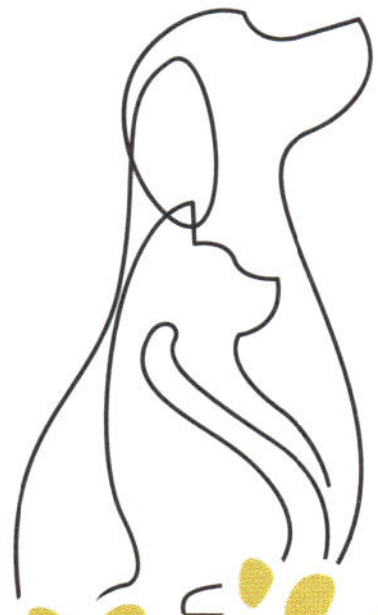

Chapitre 3

HISTOIRE DE LA ZOOTHÉRAPIE

Il faut savoir que la zoothérapie existait en 1796 à la York Retreat[1] en Angleterre. William Tuke, puis par la suite son fils Henry, emploie pour la première fois de façon scientifique des animaux auprès des gens qui souffrent de santé mentale afin de les responsabiliser et de les aider à mieux se concentrer. Dans les « asiles » de l'époque, de petits animaux de ferme tels que des canards, des lapins et des poussins sont utilisés pour apaiser les esprits agités ou ceux qu'on appelait les « fous » et les « aliénés ».

Puis, peu après la Première Guerre mondiale, la présence des chiens est sollicitée dans les hôpitaux, dont le Pawling Army Air Force Convalescent Hospital à New York, pour aider les soldats à se remettre plus rapidement de leurs blessures et de leurs amputations. Florence Nightingale, une infirmière britannique, fondatrice des techniques infirmières modernes, est d'ailleurs l'une

---

1. La York Retreat est un établissement ouvert en Angleterre à la fin du XVIIIe siècle ayant eu pour ambition de traiter les problèmes de santé mentale.

des pionnières dans le recours aux animaux pour améliorer la vie des patients. Elle observe que la présence des animaux auprès des soldats blessés et abandonnés à leur sort permet d'améliorer leur moral et, ainsi, d'accélérer la guérison.

Pendant la Seconde Guerre mondiale, on fait encore une fois appel aux meilleurs amis de l'homme pour donner du courage aux combattants dans les tranchées.

Une dizaine d'années plus tard, en 1953, c'est le pédopsychiatre américain Boris Livingston qui découvre et étudie les multiples avantages du chien en thérapie, pendant qu'il traite un enfant autiste. Un samedi, alors qu'il est à son bureau avec son chien, un de ses patients autistes atterrit chez lui en urgence. Dans le bureau, le psychiatre observe une connexion tout à fait particulière entre le jeune garçon et son compagnon à quatre pattes, connexion que lui-même ne parvenait pas à avoir avec l'enfant malgré des mois de séances. Cette complicité, qui aboutit à une grande amélioration de l'état d'esprit du jeune garçon, est si intrigante qu'il décide de poursuivre ses études sur la thérapie animale. Il est le père de la zoothérapie telle qu'on la connaît aujourd'hui : une relation d'aide qui s'adresse aux personnes qui éprouvent des souffrances sur les plans physique, psychologique et affectif.

Plus tard, en 1976, le vétérinaire Ange Condoret, qui suit l'évolution des travaux de Livingston depuis un bon moment, explore la zoothérapie auprès des enfants qui présentent un retard de langage et prouve que ceux-ci s'ouvrent plus facilement aux autres en présence d'un animal. Il fonde en 1977 l'Association française d'information et de recherche sur l'animal de compagnie (AFIRAC).

En Suisse, en 1989, le psychologue et thérapeute Pascal Bianchi dirige plusieurs études sur les bienfaits de la zoothérapie auprès des gens souffrant de la démence d'Alzheimer. Jusqu'à tout récemment, la zoothérapie est pratiquée surtout par des psychiatres, des psychologues, des vétérinaires ou des médecins. Pour le Québec, l'Institut canadien de la zoothérapie est créé par la psychologue Caroline Bouchard en 1983. Son but est alors de promouvoir la connexion animale à des fins préventives et thérapeutiques. Et c'est en 1988 que Zoothérapie Québec, une entreprise pionnière en zoothérapie, voit le jour.

Il faudra attendre le début des années 2000 pour que plusieurs établissements de santé adhèrent à cette nouvelle offre intégrant psychologie humaine et comportement animal. L'hôpital Rivière-des-Prairies, l'institut Philippe-Pinel ainsi que l'hôpital Douglas, à Montréal, seront les premiers à instaurer des services de zoothérapie dans leur programme et à récolter des données scientifiques sur le sujet.

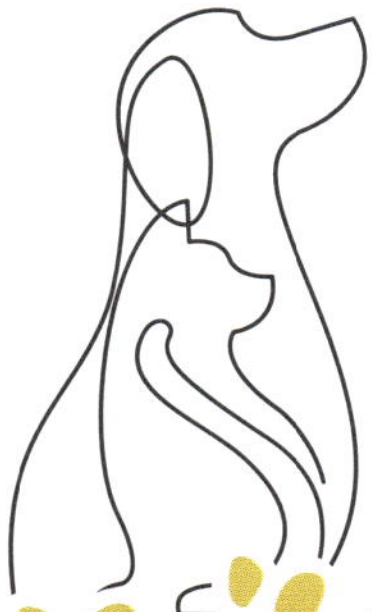

Chapitre 4

DÉFINISSONS LES TERMES POUR PARLER LE MÊME LANGAGE !

Il est commun d'entendre parler de médiation animale plutôt que de zoothérapie à l'heure actuelle, mais bien d'autres termes sont nécessaires pour comprendre l'étendue du métier et des patients que celui-ci peut aider.

La *médiation animale*, ou *zoo-animation*, regroupe toutes les activités qui sont en lien avec les animaux. Elle se pratique généralement en groupe, et vise à faire passer un bon moment, elle n'implique pas d'autres professionnels ni de tables de concertation.

En *zoothérapie*, ou *thérapie assistée par l'animal*, le zoothérapeute travaille sur des objectifs précis, décidés par lui seul ou avec l'équipe soignante et le corps professionnel, et assure un suivi régulier des patients sur le long terme. Normalement, la zoothérapie s'effectue en individuel. Il peut parfois être nécessaire de former de petits groupes, par exemple pour travailler un objectif comportemental, il va sans dire.

Il existe également la *zoo-lecture*. Effectuée dans des librairies ou des bibliothèques un peu partout au Québec, la zoo-lecture s'adresse à des jeunes ayant des troubles de l'apprentissage ou à des adultes immigrants en francisation et les aide à travailler la lecture, comme l'indique son nom. La présence de l'animal rend la lecture ludique, dédramatise et permet aux participants de s'améliorer. L'animal ne juge pas, il est patient, on peut buter sur certains mots et peu importe : le chien ou le lapin attendront patiemment.

La *zoothérapie équine* est de la zoothérapie avec les chevaux. Il est primordial ici (puisqu'il est légalement impossible de faire monter quelqu'un sans le diplôme adéquat) de mentionner qu'à aucun moment dans cette pratique il n'est demandé au patient de monter à cheval. Tout le travail s'effectue au sol. On remplace le chien par le cheval, que ce soit un poney miniature ou un grand cheval. Il y a une tonne d'interventions incroyables à faire avec un cheval au sol. Toutes les patientèles ne s'y prêtent pas bien sûr, et il revient au professionnel de bien sélectionner l'animal pour sa séance.

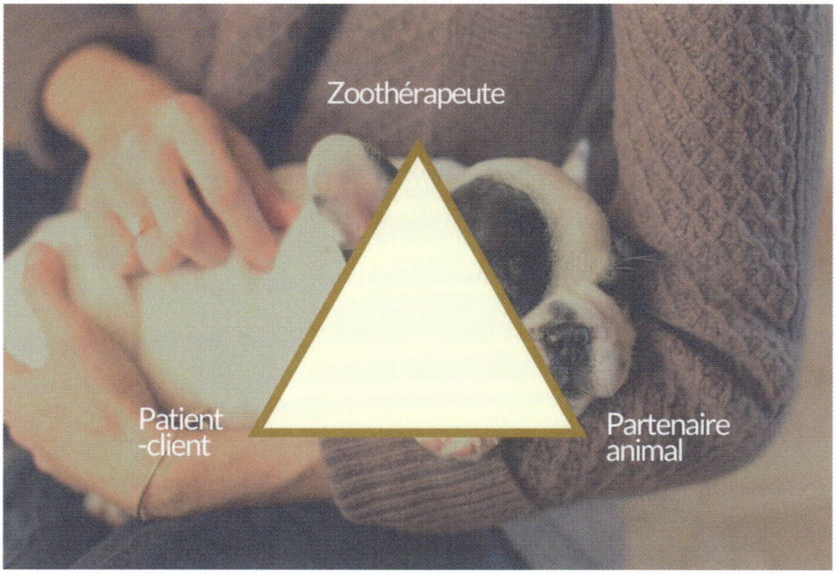

La *zoopédagogie* concerne le soutien des matières scolaires. Nous avons développé, au Québec, des programmes entiers d'année scolaire soutenue en zoothérapie. Aucune matière n'est exclue du champ de la zoothérapie. Il faut ici faire preuve de beaucoup d'imagination pour que l'animal soit au cœur de chaque intervention, cela nécessite de grandes capacités de gestion de groupe, mais les enseignants qui l'appliquent sont de plus en plus nombreux et les résultats sont épatants ! Chaque vendredi, en classe, les enfants le savent, c'est la journée de révision des apprentissages avec le chien, le lapin, etc. Les centres scolaires sont épatés par les résultats obtenus et en ont justement beaucoup parlé dernièrement. Je vous renvoie à mon podcast *La Révolution zoothérapeutique*, disponible sur Spotify, et plus particulièrement à l'épisode « Zoopédagogie en milieu scolaire », qui parle de cette pratique en profondeur et revient en détail sur son application en classe et l'élaboration de ce genre de programme.

L'HIPPOTHÉRAPIE

L'*hippothérapie* consiste en l'utilisation thérapeutique du cheval par des professionnels de la santé tels que physiothérapeutes, ergothérapeutes et orthophonistes[1], spécifiquement formés dans ce domaine. Contrairement à une approche équestre traditionnelle, cette méthode vise à traiter les déficiences, incapacités et handicaps associés aux troubles neuro-musculo-squelettiques des patients. Elle s'intègre pleinement dans les programmes de réadaptation en vue d'atteindre des objectifs fonctionnels.

1. Pour rappel : le physiothérapeute propose divers traitements et exercices pour soulager une douleur qui empêche de fonctionner normalement ; l'ergothérapeute travaille avec des patients en situation de handicap pour qu'ils trouvent un niveau optimal d'autonomie, en adaptant les outils qu'ils rencontrent dans leur quotidien ; l'orthophoniste rééduque la voix, la parole, le langage oral et le langage écrit.

Dans le cadre de l'hippothérapie, les mouvements du cheval induisent des mouvements du bassin et du tronc chez le cavalier, qui est assis directement sur le cheval, sans selle. Ces mouvements reproduisent étroitement ceux qui sont observés lors de la marche humaine, et il est important de noter que c'est le cheval qui génère ces mouvements. Ces actions thérapeutiques travaillent sur divers aspects tels que la posture, le contrôle de la tête et du tronc, les réponses posturales, la force musculaire et l'endurance (grâce aux cocontractants constants), la marche, la fonction motrice globale, et bien plus encore. Il est fascinant de constater que le cheval peut offrir jusqu'à cinq mille mouvements par heure au cavalier, une stimulation qui dépasse les capacités des meilleurs thérapeutes en termes de quantité. Rares sont les véritables spécialistes en France qui possèdent la formation requise pour pouvoir prétendre faire de l'hippothérapie, le terme et la formation sont d'ailleurs protégés.

L'ÉQUITATION THÉRAPEUTIQUE

D'un autre côté, l'*équitation thérapeutique*, bien que semblable à l'hippothérapie, en diffère considérablement. Il s'agit d'un sport adapté et récréatif, plutôt que d'une modalité thérapeutique. L'objectif est que le cavalier développe des compétences équestres, sous la guidance d'un instructeur, tout en étant assis sur une selle et en menant le cheval. De plus, contrairement à l'hippothérapie, il n'y a pas d'objectifs fonctionnels intrinsèques à cette activité. Ce sont donc des cours d'équitation, adaptés. Il faut également, pour mettre un patient sur le dos d'un cheval, avoir reçu une formation adéquate.

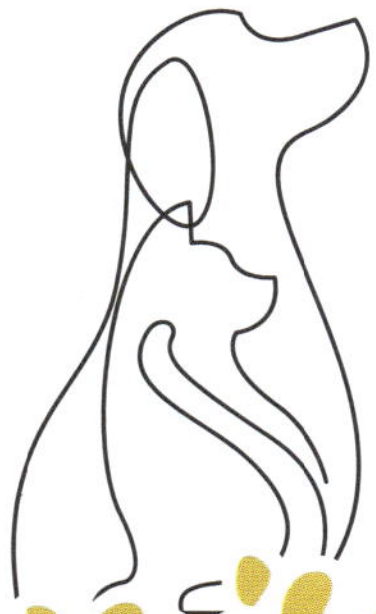

Chapitre 5

L'ÉTAT DE LA ZOOTHÉRAPIE EN EUROPE

Nous avons le grand plaisir de donner la parole dans ce chapitre à David Bernard, éthologue et collègue avec qui nous enseignons aux Hautes Écoles Léonard-de-Vinci en Belgique[1], puisqu'il est un expert incontournable pour ce qui concerne les recherches et initiatives les plus récentes en zoothérapie tant en France, en Belgique et en Suisse que dans toute l'Europe. Il nous a semblé nécessaire de mettre en lumière son parcours pour montrer que la zoothérapie est prise au sérieux par les professionnels, qu'elle prend de l'essor et qu'il faut s'y attarder avec beaucoup plus d'enthousiasme. Le parcours de David Bertrand est impressionnant: il enseigne

1. La Haute École Léonard-de-Vinci est située sur trois campus: Woluwe (campus de l'Alma à Woluwe-Saint-Lambert), Louvain-la-Neuve, Ixelles-Bruxelles (à proximité du Parlement européen).

la psychologie à la Haute École Léonard-de-Vinci, dans le département d'éducateur spécialisé. Lui-même psychologue et éthologue de formation, c'est tout naturellement qu'il s'est intéressé à la médiation animale, une discipline dans laquelle il s'est formé et dont il transmet désormais l'enseignement à ses étudiants. Il dispense également des cours d'éthologie dans le cadre d'un certificat en zoothérapie. Passionné d'enseignement et de vulgarisation scientifique, il partage son travail entre des cours, des formations, des accompagnements de travaux de fin d'étude, des publications et la réalisation de vidéos pédagogiques sur le comportement humain et animal.

LA ZOOTHÉRAPIE EN FRANCE, EN SUISSE ET EN BELGIQUE

Tous ceux qui possèdent un animal de compagnie peuvent le constater dans leur quotidien : les animaux nous font du bien. Certaines personnes se sentent plus apaisées après avoir caressé leur chat, d'autres, en s'occupant de leur cheval, développent une forme de complicité avec lui, d'autres encore aiment recevoir cette affection inconditionnelle de la part de leur chien. Beaucoup de ces bienfaits ont été confirmés expérimentalement. Par exemple, on sait que les personnes qui ont un animal de compagnie se sentent moins seules, que les propriétaires qui promènent leur chien sont plus actifs physiquement et socialisent davantage, et que le fait de caresser son chat fait diminuer le taux de cortisol (l'hormone du stress) dans le sang[2]. Au-delà de ces bénéfices accessibles à tous, certains animaux peuvent aussi se révéler être d'excellents partenaires d'un point de vue thérapeutique ou éducatif. C'est pourquoi de plus en plus de professionnels travaillent avec des animaux dans le but d'aider des personnes dans le besoin, particulièrement en Amérique du Nord et en Europe occidentale. De plus en plus d'études scientifiques sont également publiées sur le sujet, dans le but de donner davantage de poids et de crédibilité à des techniques relativement récentes. Ce chapitre propose de mettre en avant la diversité de ces pratiques et de ces

2. D. Yuhas, « Animaux de compagnie. Pourquoi tant d'amour ? », *Cerveau et Psycho*, n° 71, septembre 2015, p. 21-27.

recherches, ainsi qu'une forme d'état des lieux non exhaustif de la zoothérapie dans trois pays francophones européens : la France, la Belgique et la Suisse.

Que ce soit aux niveaux clinique ou scientifique, la zoothérapie (dont le nom est issu du terme anglais *pet therapy*) connaît un boom depuis une vingtaine d'années. Dans le même temps, elle suscite encore des critiques. Certaines d'entre elles sont le reflet d'une forme de scepticisme de principe, voire de fermeture d'esprit, là ou d'autres sont plus légitimes. Certains contradicteurs soulignent par exemple que la zoothérapie est encore l'objet de croyances, qu'il est difficile d'affirmer ou de démontrer que les animaux « guérissent » vraiment et qu'ils ne sont pas des thérapeutes en tant que tels. Il est vrai que beaucoup d'effets restent encore difficilement démontrables et qu'il peut exister des problèmes dans la façon dont certaines études sont menées. Ce qui peut conduire à surestimer l'effet de l'animal sur le bénéficiaire, comme cela peut être le cas avec l'hippothérapie ou avec la thérapie incluant des chiens (cynothérapie).

Imaginez par exemple qu'une association propose à Maxime, un adolescent hospitalisé en psychiatrie pour des problèmes d'anxiété et de dépression, de promener activement un chien chaque semaine pendant une heure. Celui-ci affirmera peut-être qu'il « adore » cette activité, car elle lui « fait vraiment du bien ». Les professionnels qui s'occupent de lui font eux aussi le constat que ses émotions sont plus positives pendant et après l'activité et qu'à chaque fois que Maxime revient de cette promenade, tout se passe comme si ses symptômes avaient « disparu ». Même si ce sont évidemment des signes encourageants, il reste difficile de démontrer que c'est bien le chien (seul) qui produit ce résultat, car plusieurs facteurs entrent en jeu. En effet, les émotions positives de Maxime peuvent être dues au fait que cette activité est sa seule sortie hebdomadaire, ou que la promenade se fait en pleine nature, que cela lui fait du bien de sortir de l'hôpital dans lequel il se sent mal et où il s'ennuie,

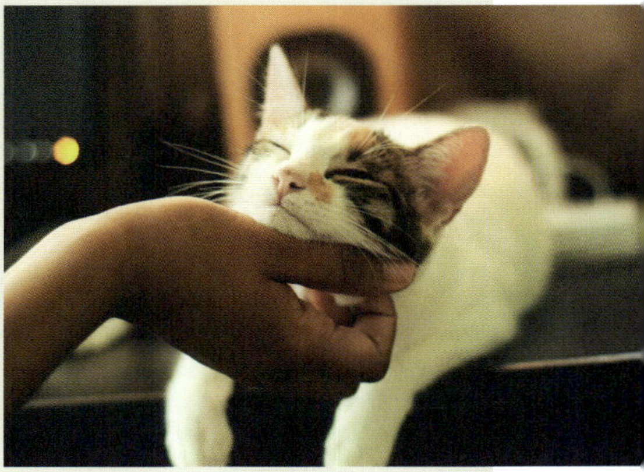

qu'il apprécie la personne de l'association qui l'accompagne, ou encore qu'il s'agit de sa seule heure d'activité physique de la semaine. Son état positif étant probablement une conjonction de ces différents facteurs, de nombreuses études ayant montré par exemple les bienfaits de la nature et de l'activité physique sur les symptômes anxieux et dépressifs. Comme pour toute autre forme de thérapie, il est donc important de mener des recherches en zoothérapie pour pouvoir isoler la «variable» que l'on cherche à tester (dans ce cas-ci la présence du chien) et démontrer quels sont les effets thérapeutiques réels du chien sur le bénéficiaire.

Par ailleurs, il existe une grande variété d'effets positifs possibles dans le travail zoothérapeutique qu'il faut pouvoir identifier, observer et évaluer précisément (par exemple, «je me sens mieux» est une affirmation assez vague). D'après la Dre Katherine Compitus, spécialiste américaine de l'approche clinique en travail social, la recherche a permis de mettre en avant une quinzaine d'effets psychologiques positifs de la thérapie assistée par l'animal. Parmi ceux-ci, on peut citer la réduction des symptômes de dépression et d'anxiété, l'augmentation du niveau d'hormones du bien-être comme la sérotonine ou l'ocytocine, l'amélioration de l'alliance thérapeutique avec le professionnel, la réduction du sentiment de solitude ou encore le développement de l'empathie[3]. Par ailleurs, il existe plusieurs sens au mot thérapie. Étymologiquement, ce terme signifie «soigner», «prendre soin de» ou «guérir». Et si la zoothérapie ne «guérit» pas un bénéficiaire, comme un antibiotique pourrait permettre de guérir d'une infection, on ne peut nier le fait qu'elle permet au moins de prendre soin de lui et de lui apporter du positif, que ce soit aux niveaux affectif, motivationnel, relationnel, social ou cognitif. C'est pourquoi certains préfèrent utiliser l'appellation médiation animale (ou intervention assistée par l'animal), en insistant sur le fait que l'animal n'est pas un thérapeute lui-même, mais qu'il est un médiateur et que la dimension thérapeutique peut survenir (ou non) dans la relation qui se met en place entre l'animal, le professionnel et le bénéficiaire. On parle alors de triangulation ou de triade (voir image page 30). Dans ce cas, la relation avec l'animal est considérée comme un facteur pouvant expliquer le mieux-être d'un patient, mais pas comme la cause unique.

---

3. K. Compitus, «*Animal therapy explained: 4 best courses & certifications*», *Positive Psychology*, 16 septembre 2021. En ligne, disponible à: https://positivepsychology.com/animal-therapy/#psychology.

Véronique Servais, professeure de psychologie à l'université de Liège et responsable du certificat en médiation animale et relations à la nature, utilise par exemple le terme « dispositifs à médiation animale » pour évoquer des interventions avec animaux qui peuvent avoir un effet thérapeutique, ou non[4]. C'est la raison pour laquelle, dans un contexte thérapeutique, il est important que la personne qui travaille en collaboration avec un animal soit un professionnel de la santé mentale. Un non-professionnel de la santé peut par ailleurs organiser des activités ponctuelles avec des animaux qui n'ont pas de visée thérapeutique, comme cela peut être le cas dans certaines institutions ou dans les fermes d'animation, par exemple.

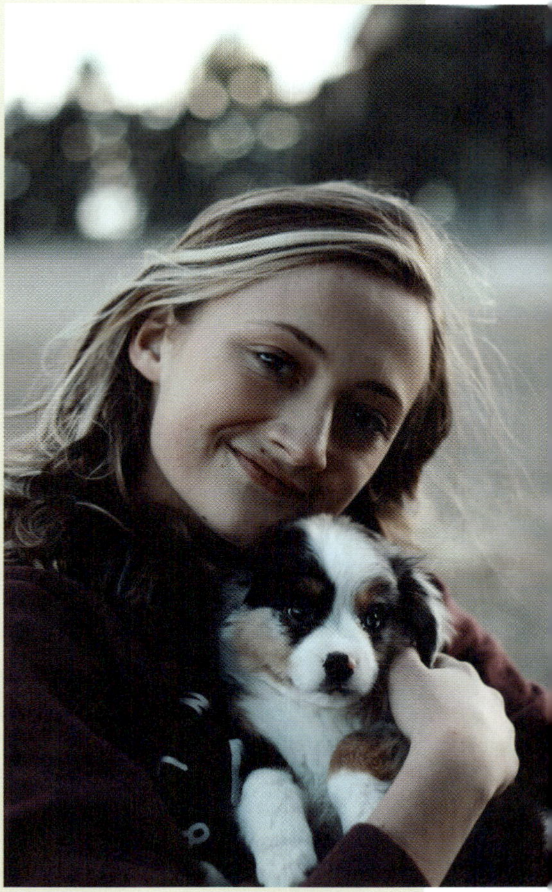

Pour Rachel Lehotkay, psychologue et zoothérapeute suisse, c'est bien le travail du professionnel qui est déterminant. L'animal apporte une plus-value, mais il n'est pas responsable à lui seul des effets positifs de l'intervention[5]. Et plutôt que d'assimiler la zoothérapie à une technique à part entière, elle la considère comme un « système thérapeutique ».

Le sociologue Jérôme Michalon évoque quant à lui la notion de « soin par le contact animalier » pour englober l'ensemble des interventions avec animal, en précisant qu'au-delà du bénéficiaire, le soin de l'animal fait

4. V. Servais, « La médiation animale comme espace intermédiaire de partenariat avec les animaux », *L'Observatoire*, n° 85, novembre 2015, p. 5-9.
5. R. Lehotkay, « Zoothérapie : le thérapeute fait-il partie du jeu ? », *Le Journal des psychologues*, n° 385, mars 2021, p. 14-19.

souvent partie intégrante de ces interventions[6]. Et le fait de proposer à un patient ou un bénéficiaire de prendre soin d'un animal peut avoir un effet thérapeutique. La dimension de soin prend alors la forme d'une spirale vertueuse.

D'autre part, comme le souligne de façon très juste la chercheuse Bénédicte de Villers, le terme médiation animale comporte aussi le risque d'instrumentaliser les animaux et de les considérer comme un médium au service de l'être humain. N'oublions pas qu'au départ, aucun animal, qu'il soit un chien, un chat, un cheval, un oiseau ou un rongeur, n'a choisi de son plein gré d'être médiateur[7].

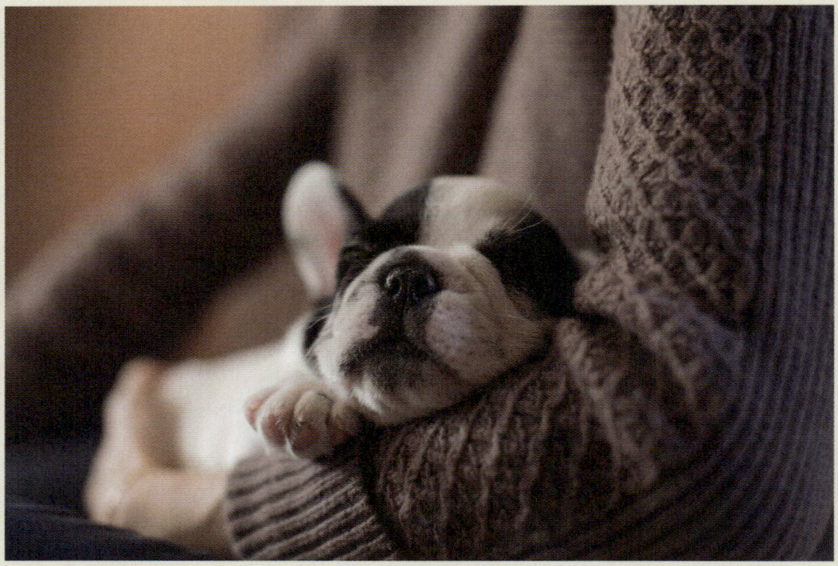

Les chiens et les chevaux sont les deux espèces animales qui sont les plus sollicitées en zoothérapie. Mais d'autres sont de plus en plus choisies par les zoothérapeutes, notamment les lapins et les cobayes dont l'effet semble

6. J. Michalon, « Enjeux sociaux du soin par le contact animalier », *Santé mentale*, n° 255, février 2021, p. 32-36.
7. B. de Villers, « Qu'appelle-t-on médiation animale ? » *Santé mentale*, n° 255, février 2021, p. 18-24.

particulièrement intéressant avec des enfants ou des personnes âgées, ainsi que d'autres petits rongeurs comme les gerbilles et les chinchillas, et des oiseaux comme les poules, les perruches et les perroquets. Dans les fermes pédagogiques ou d'animation, certains peuvent également travailler avec des ânes, des moutons ou des chèvres. Et pour diversifier leurs activités, des fermiers proposent même à des personnes stressées ou en burn-out de passer une heure à câliner des vaches ou de s'allonger à leurs côtés, pour leur plus grand bonheur.

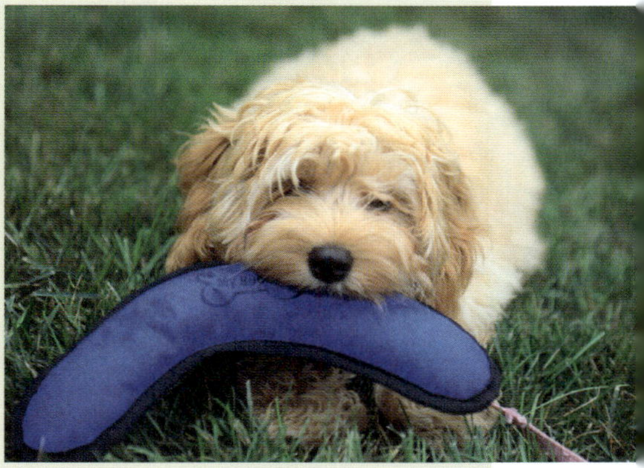

Dans le même temps, gardons à l'esprit que certaines formes de zoothérapie peuvent se montrer néfastes pour l'animal. Or le bien-être de celui-ci doit toujours être une priorité. Cela fait partie de la déontologie du zoothérapeute. Un cas particulièrement problématique étant celui de la delphinothérapie, qui n'a de thérapie que le nom. En effet, la thérapie assistée par le dauphin ne devrait pas être reconnue, car ses bénéfices sont discutables et n'ont jamais vraiment pu être démontrés scientifiquement. La delphinothérapie serait en réalité plutôt une forme d'exploitation des croyances et des rêves des gens, notamment celui d'« entrer en contact » avec des dauphins. Je resterais également prudent au sujet des perroquets. J'aime particulièrement les psittaciformes, et j'ai tissé pendant quelques années une relation singulière avec une grande perruche que j'avais apprivoisée. En France, il existe une association, La Plume de Vallombreuse, qui propose de la médiation animale avec perroquets et dont les résultats semblent positifs : stimulation de la mémoire chez les personnes âgées, recherche de contact physique ou stimulation sensorielle[8]. Les bénéficiaires peuvent aussi apprendre à apprivoiser leurs peurs, comme celle d'avoir un perroquet sur son épaule ou celle de se faire mordre par un oiseau ayant un gros bec. L'oiseau est un symbole de liberté, ses plumes sont agréables au toucher, et les perroquets et les perruches sont des oiseaux au plumage souvent très coloré, raisons pour laquelle un

8. Voir le site de l'association à l'adresse : https://www.laplumedevallombreuse.com/.

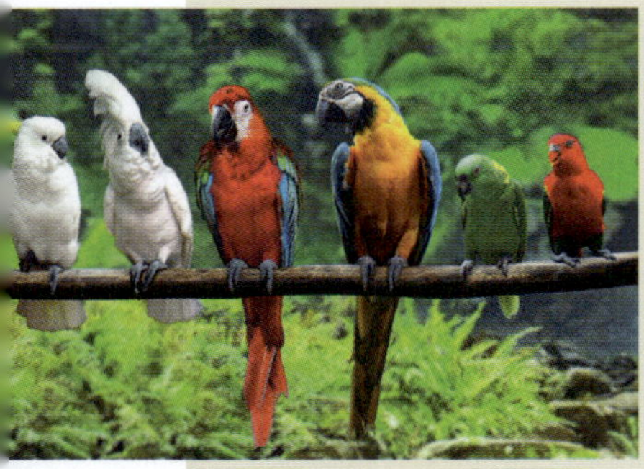

contact privilégié avec eux peut susciter une forme d'émerveillement. De plus, ce sont des animaux particulièrement curieux, joueurs, intelligents et qui recherchent le contact. À première vue, cela fait donc d'eux de bons partenaires en zoothérapie. Mais le travail avec les perroquets demande des connaissances et des compétences spécifiques et, à ce titre, il devrait être réservé à des spécialistes. Ce sont des animaux sensibles qui ont besoin d'espace, de stimulation, qui s'attachent à leur propriétaire et qui vivent plusieurs dizaines d'années. Il faut donc garder en tête que ce sont avant tout des compagnons de vie.

De manière générale, en tant qu'éthologue de formation, passionné d'animaux et particulièrement soucieux de leur bien-être, je partage le point de vue selon lequel il faut proscrire l'utilisation d'animaux sauvages à des fins de médiation animale. Tout comme il faut s'assurer de fournir aux animaux domestiques des conditions d'existence optimales et respectueuses de leurs besoins. Comme c'est le cas pour les dauphins, maintenir captif un animal sauvage pour pratiquer la médiation animale est un non-sens. C'est pourquoi j'ai également un point de vue critique vis-à-vis des zoos, qui ont au départ été pensés pour divertir les humains. Je modérerais néanmoins mon propos en citant en exemple un cas à part. En Suisse, un petit zoo-refuge, le Bioparc de Genève, recueille des animaux sauvages victimes de trafic et qui ne peuvent pas être relâchés, et participe en même temps à des programmes de réintroduction d'espèces sauvages dans leur milieu naturel[9]. Parallèlement à cela, il met en place des activités afin de sensibiliser les enfants au bien-être des animaux, en leur proposant par exemple de les nourrir ou de donner un coup de main pour certains soins. Le Bioparc travaille également en collaboration avec Quentin Dimier, un zoothérapeute suisse. Celui-ci propose notamment à des résidents de centres médico-sociaux d'entrer en contact avec certains animaux, comme avec les lémuriens, espèce qu'on ne trouve en liberté qu'à Madagascar. Dans ce cas précis, il va de soi que ce type d'intervention bénéficie à tous, même si, dans l'idéal, un animal sauvage ne devrait pas se retrouver en captivité.

9. Voir le site du Bioparc à l'adresse: https://bioparc-geneve.ch/.

Par ailleurs, les animaux sont de plus en plus utilisés dans un cadre médical. William Lambiotte est un infirmier spécialisé en psychiatrie qui organise des séances de cynothérapie dans un hôpital d'Amiens. Avec le temps, il a pu constater que la présence de ses chiens diminuait l'agitation, l'anxiété et l'agressivité de patients souffrant de différentes formes de psychoses. Les automutilations avaient également diminué, les patients souriaient davantage et certains se montraient plus réceptifs à la discussion et à leur hospitalisation. Ces observations ont poussé l'infirmier à affirmer que ses chiens « réhumanisent » ses patients[10], et elles ont amené le psychiatre de l'établissement à prescrire des séances de cynothérapie en complément d'autres traitements.

Les enfants sont particulièrement réceptifs au travail avec le chien et cherchent à interagir avec lui. La cynothérapie est donc encouragée et développée par de nombreux zoothérapeutes pour qui le chien est un animal idéal. Les avantages du chien sont qu'il ne porte pas de jugement, qu'il ne pose pas de questions, qu'il offre une affection inconditionnelle et qu'il permet à la personne d'être elle-même. En Belgique, l'association Os'mose, située dans la province de Liège, a mis au point différents types de cynoactivités, à savoir toute forme d'activité à visée thérapeutique, occupationnelle ou éducative faisant intervenir un chien qui a été méticuleusement choisi et formé pour cela[11]. En France, la psychologue Adeline Vaillant travaille avec son chien auprès d'enfants hospitalisés en pédopsychiatrie. Après avoir compris que ceux-ci aimaient particulièrement les animaux et que le fait de s'intéresser à leur animal de compagnie pouvait les aider à créer du lien, elle a décidé de se former en médiation animale et de travailler avec son propre chien. Elle a alors constaté que l'animal suscitait toute une gamme d'émotions, qu'il stimulait le langage et qu'il pouvait aider l'enfant à se sentir en sécurité. Dans son ouvrage, elle cite l'exemple de Milane, une adolescente qui a été la

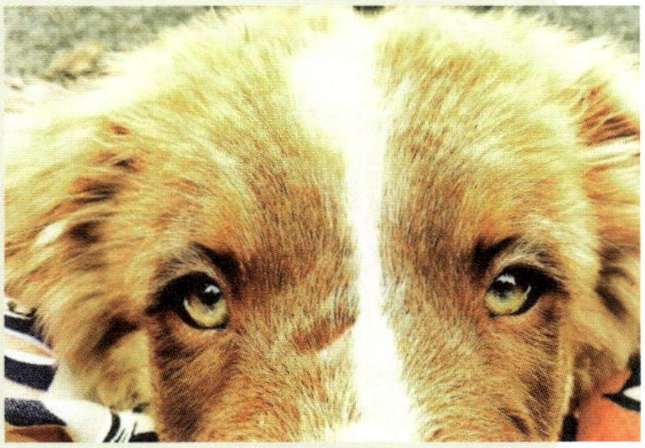

10. W. Lambiotte, « Je me fais beau pour Evie », *Santé mentale*, n° 255, février 2021, p. 50-55.
11. Voir le site de l'association à l'adresse : https://www.os-mose.be/.

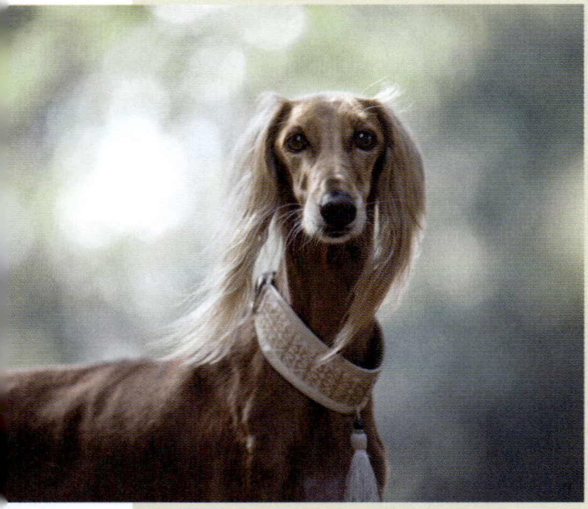

cible de harcèlement à l'école et qui a été victime d'une agression sexuelle. Après un an de travail zoothérapeutique avec son chien Lucky, Milane a déclaré à la psychologue que, grâce aux séances et à la présence bienveillante du chien, elle avait retrouvé confiance en elle et l'envie de parler aux gens.

Au CHU de Dijon, ce sont des activités avec rongeurs qui sont proposées pour diminuer l'anxiété des enfants qui séjournent dans le service d'oncologie pédiatrique[12]. Ces petits animaux génèrent une palette d'émotions diverses et offrent aux enfants l'occasion d'« inverser » les rôles, car pendant l'activité, ce sont eux qui prennent soin des animaux. Cela leur permet également momentanément de s'apaiser et de ne plus penser à leur maladie. D'autres psychologues, à l'instar de Catherine Limacher, qui exerce à Chartres, proposent au sein de leur cabinet des consultations individuelles en compagnie de chiens ou de cobayes. Chaque animal a sa particularité, celle du cobaye, par exemple, est d'être plus facilement manipulable et plus immobile qu'un chien, mais il est aussi plus stressé, c'est pourquoi il demande à la fois de la douceur et de la patience, ce qui peut s'avérer bénéfique pour des enfants plus turbulents. Chaque patient va également être réactif de façon différente en fonction de l'animal qu'il a en face de lui, et certains peuvent avoir des phobies spécifiques (ou des allergies), raison pour laquelle il est important de pouvoir intervenir avec différents types d'animaux et d'adapter le choix de l'animal au bénéficiaire. C'est aussi ce que propose le centre belge IZIS à travers des thérapies de groupe ou individuelles destinées à tout type de public. L'intervention avec des poules, des canards, des lapins, des cobayes, des chiens ou des chats a alors pour but d'offrir une possibilité plus large d'activités et d'interactions humain-animal[13].

---

12. Voir l'extrait de l'émission *Envoyé spécial* du 9 juin 2016 présentant l'association AZCO : https://www.youtube.com/watch?v=aUjGzTn9XAI.
13. Voir le site du centre IZIS à l'adresse : https://www.centredezootherapie.be/izis-centre-de-zootherapie.

Par leur effet apaisant, les chats sont également de plus en plus présents au sein d'institutions ouvertes à la mise en place de programmes de médiation animale. Au centre hospitalier d'Aurillac, un psychologue et deux infirmiers ont décidé de travailler avec un chat dans un service d'hospitalisation sous contrainte. Ce projet a dû surmonter plusieurs obstacles, dont celui de convaincre les plus sceptiques, mais il a été soutenu par la hiérarchie médicale. Un chat a pu alors être sélectionné selon certains critères, et c'est une femelle, prénommée Lizette, qui a pu intégrer le service. Celle-ci se montre calme, autonome, joueuse et curieuse avec les patients. Et elle semble aussi être particulièrement sensible à leurs émotions. Les effets positifs de sa présence se sont rapidement fait sentir, notamment sur un patient en particulier, qui présentait une personnalité schizoïde. Son regard s'est illuminé la première fois qu'il a aperçu le petit félin et il a particulièrement apprécié lui faire des caresses. Il vit désormais en institution, ce qui était au départ impensable pour les professionnels avant la venue du chat. Ce constat leur fait dire que Lizette a joué un rôle important dans l'amélioration de ses troubles. La présence de la chatte a également aidé un autre patient à diminuer son agressivité et elle s'est même avérée être une excellente « confidente » pour une patiente schizophrène, en compagnie de laquelle elle pouvait passer des heures[14].

Dans plusieurs pays, la médiation animale est également utilisée en milieu carcéral. En France, c'est la zoothérapeute Patricia Arnoux qui a amorcé ce travail à la prison de Strasbourg. Grâce à la présence de son chien, de rongeurs et d'oiseaux, elle a constaté toute une série de bénéfices chez les prisonniers, comme la diminution de l'agressivité, l'amélioration de la communication et une meilleure socialisation[15]. Les prisonniers bénéficiant de séances de médiation animale se sont également montrés plus souriants, plus positifs et plus calmes.

La fondation Adrienne et Pierre Sommer[16] soutient également de nombreux projets autour de la médiation animale, à l'instar de celui de formation de chiens aveugles. Les conséquences sur les participants sont surprenantes.

---

14. P. Gabrat, V. Loubeyre, J. Mazoyer et C. Rigal, « Quand le chat ronronne dans l'unité », *Santé mentale*, n° 255, février 2021, p. 63-65.
15. P. Arnoux, « Des animaux pour rester des hommes. La médiation animale en milieu carcéral », *L'Observatoire*, n° 85, novembre 2015, p. 5-9.
16. Voir le site de la fondation à l'adresse : https://fondation-apsommer.org/.

Au-delà du fait que cela les apaise, cette relation avec le chien et cette responsabilité suscite en eux l'envie d'avoir un projet de sortie, de se former, voire de posséder un chien une fois leur peine terminée. D'autres professionnels, à l'instar de la psychologue Catherine Mercier, ont eu l'idée de faire entrer des chevaux en prison. Si certains prisonniers se montrent craintifs au départ, ils apprennent progressivement à se détendre et à manifester des signes d'affection. Ils font également l'expérience que face à un animal aussi réactif et imposant qu'un cheval, il est vain d'utiliser la force physique ou la contrainte. Ces interventions contribuent en outre aux missions pénitentiaires telles que la réflexion sur un projet de vie, la préparation de la réinsertion ou la prévention contre la récidive[17].

Le mot « magie » est parfois évoqué pour qualifier les effets de la zoothérapie. D'autres personnes font des liens entre zoothérapie et télépathie, à l'image de ceux qui pratiquent la « communication animale ». Le problème est que la télépathie est un phénomène qui n'a jamais pu être démontré scientifiquement, malgré ce que certains en disent, et que la communication animale est une pratique basée sur l'intuition et sur des croyances. En tant que discipline ayant une visée thérapeutique, la zoothérapie ne peut pas être assimilée à une pseudoscience, considérée comme une croyance et encore moins perçue comme un phénomène paranormal. Le monde d'un animal étant différent du nôtre, il est vrai que la relation avec celui-ci gardera toujours une part de mystère. Mais les effets des interventions assistées par l'animal doivent pouvoir être étudiés objectivement. Dans d'autres cas, le mot magie peut simplement servir à symboliser le fait que

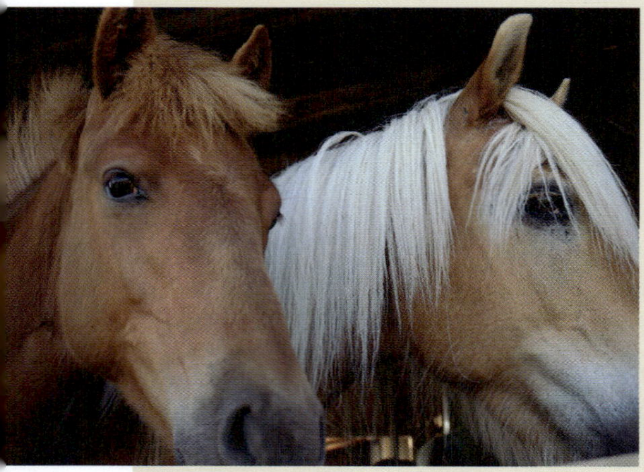

17. A. Playoust-Braure, « Médiation animale : en prison, les chevaux sont les alliés de la réinsertion », *Le Parisien*, publié en ligne le 5 octobre 2023. Disponible à l'adresse : https://www.leparisien.fr/animaux/mediation-animale-en-prison-les-chevaux-sont-les-allies-de-la-reinsertion-05-10-2023-7XPUGEXPCJEVXCEMN2X4VEFBPQ.php.

les animaux ont ce pouvoir de nous surprendre et de nous étonner. Il nous rappelle alors qu'en tant que professionnels, il faut garder un esprit ouvert et rester humbles face à des phénomènes que nous n'arrivons pas toujours à expliquer. Un des cas les plus spectaculaires étant celui de Peyo, un cheval dressé pour déambuler dans les hôpitaux et rendre visite à des malades en fin de vie. Peyo semble avoir une empathie particulière pour ces personnes, ce que son propriétaire, Hassen Bouchakour, a du mal à expliquer rationnellement. Et de l'aveu même de la cheffe de service du centre de soins palliatifs du centre hospitalier de Calais, la Dre Céline Baelen-Techer, il reste difficile d'expliquer ce qui se joue dans l'interaction entre Peyo et les patients de façon strictement scientifique. Ce qui n'empêche pas par ailleurs de constater que les effets positifs de cette interaction sont bel et bien réels[18]. Si s'agit encore d'une discipline jeune et qu'une partie de ses effets nous échappent encore, compte tenu de ses innombrables résultats positifs déjà observés, l'avenir de la recherche en zoothérapie et sa pratique sur le terrain restent donc ouverts et particulièrement prometteurs.

---

18. Voir « Hôpital : un cheval au chevet des patients », *Le Magazine de la santé*, France 5, publié en ligne le 1er juin 2018. Disponible à l'adresse : https://www.youtube.com/watch?v=Gt4P3jKBF54&t=1s.

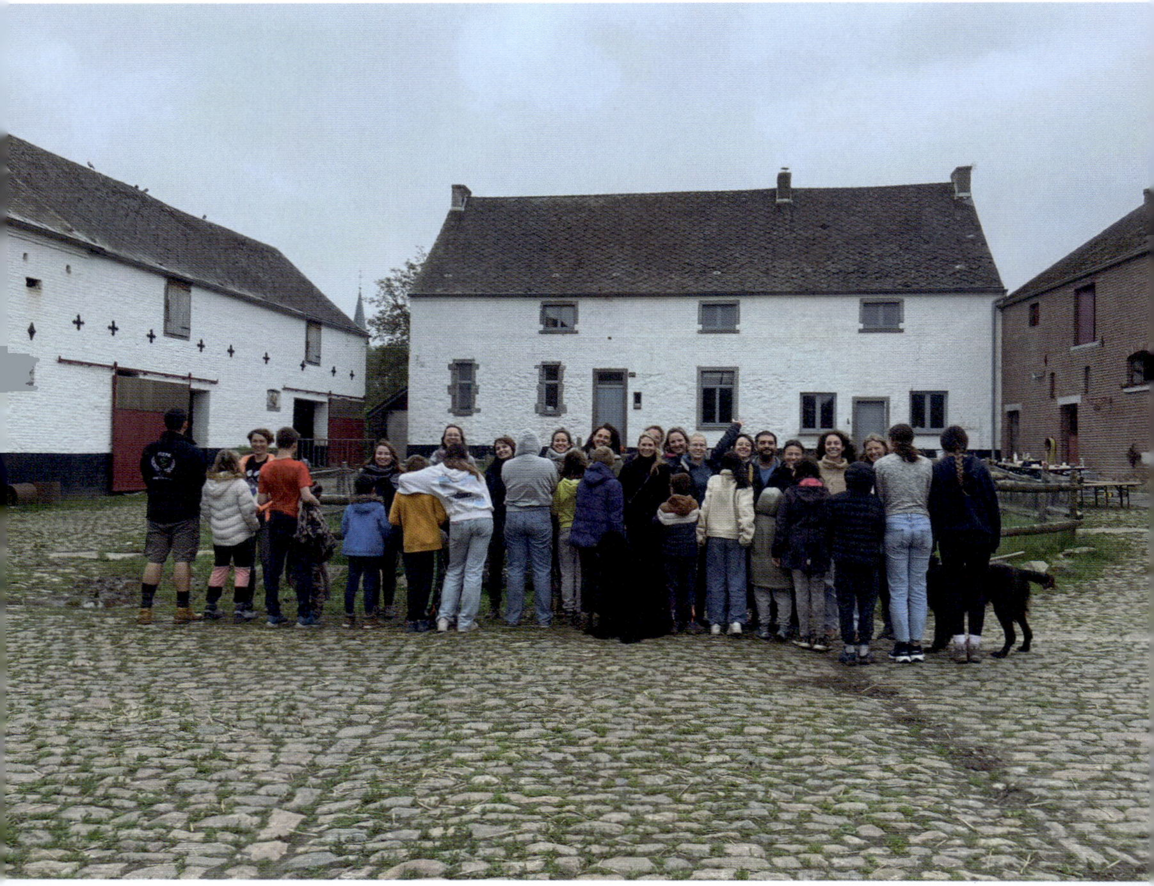

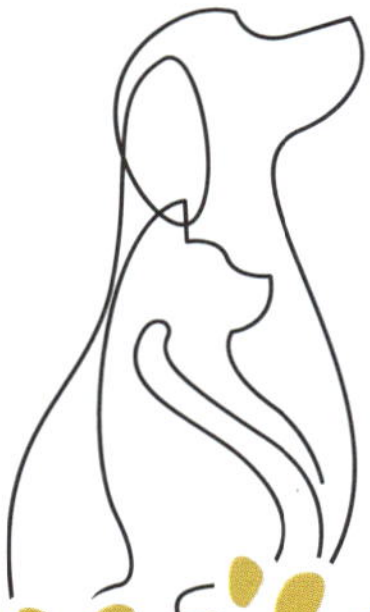

Chapitre 6

NOTRE APPROCHE THÉRAPEUTIQUE

À l'heure où la médiation animale se pratique de plus en plus dans certains pays d'Europe et devient relativement populaire, nous aimerions plutôt mettre en avant la zoothérapie et la vision que nous en avons, car nous croyons qu'elle peut réellement révolutionner le monde de l'aide à la personne, de l'intervention, de l'éducation et de la santé.

Notre propos s'adresse à toutes les professions. Nous proposons une révolution de l'approche actuelle par une zoothérapie d'implication, dans laquelle l'animal n'est pas uniquement une présence, mais se trouve au cœur de l'intervention, comme collaborateur. Une zoothérapie où l'animal est au centre de vos réflexions et de votre créativité, où son bien-être et son bonheur sont prioritaires. L'animal n'est pas un outil, mais un réel partenaire d'intervention – un *collègue*, pourrait-on dire.

La révolution que nous menons aujourd'hui nous conduit à frapper aux portes des ergothérapeutes, physiothérapeutes, enseignants, infirmiers, logopèdes, orthophonistes, neuropsychologues,

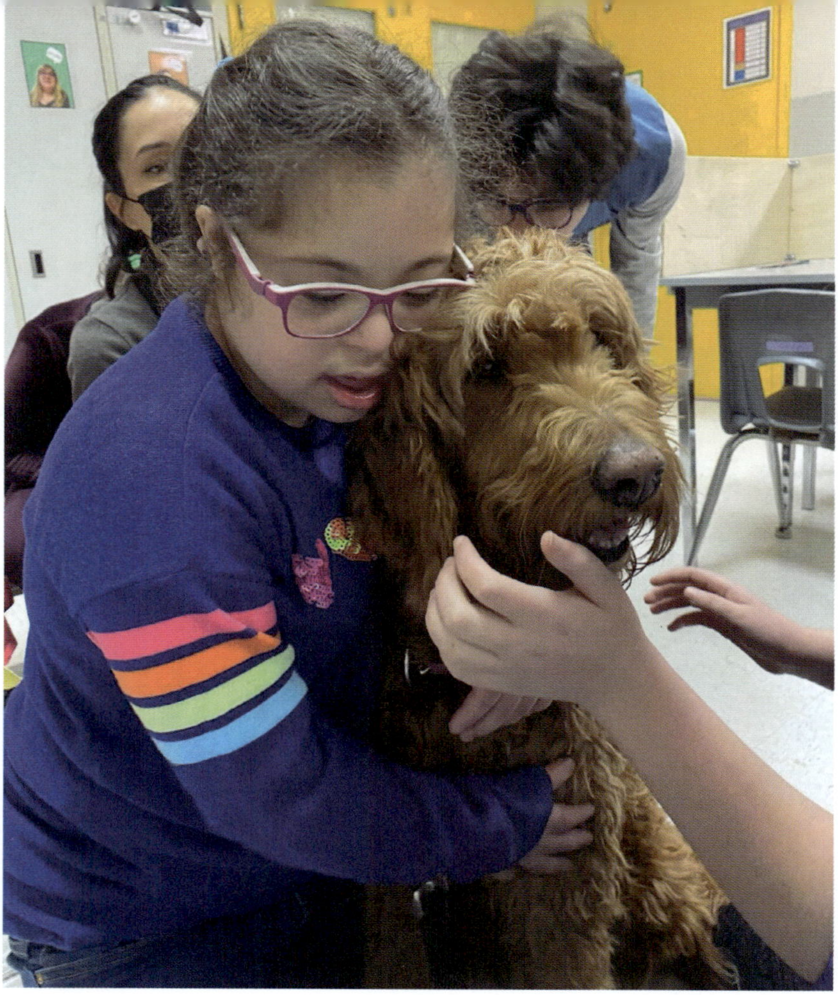

pédopsychiatres, éducateurs spécialisés, etc., et à les inviter lors de nos séances en zoothérapie afin qu'ils et elles puissent constater les miracles qui se produisent lorsqu'on travaille en multidisciplinarité et combien cette technique d'intervention peut véritablement changer, radicalement, la vie de nombreux patients. Nous devons, en Europe, décloisonner les champs d'expertise pour travailler en équipe pluridisciplinaire, et inviter les zoothérapeutes aux tables de concertation lors de l'élaboration des prises en charge thérapeutiques. Il est temps d'ouvrir les champs de compétences, de faire le petit pas de plus, de permettre aux zoothérapeutes d'aider à la mise en place des aménagements raisonnables pour les élèves ayant des besoins spécifiques qui ont tellement de potentiel, mais qui restent parfois incompris par le système éducationnel traditionnel.

Nous nous adressons également et surtout aux institutions qui dégagent et décident les budgets pour créer ces possibles: c'est par vous que cette révolution pourra voir le jour.

Nous sommes plus que fières d'être celles par qui la Haute École Léonard-de-Vinci de Belgique va offrir, à partir de la rentrée 2024, une certification officielle en zoothérapie. Nous y avons mis tout

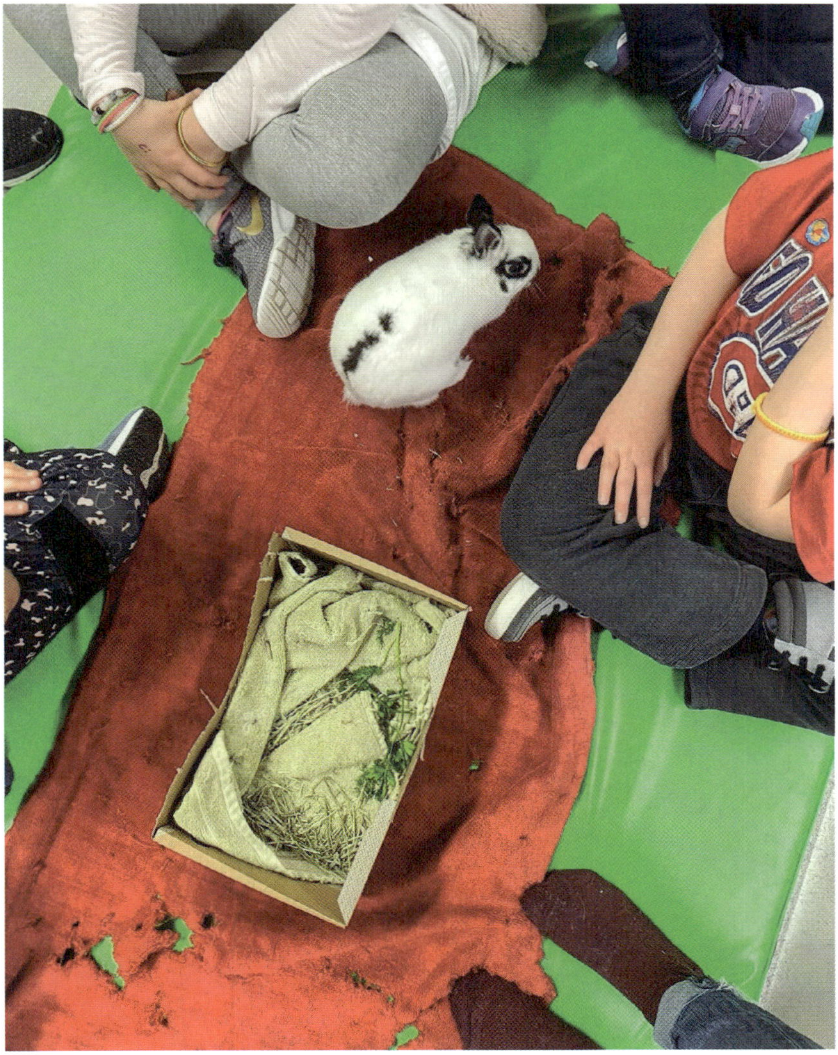

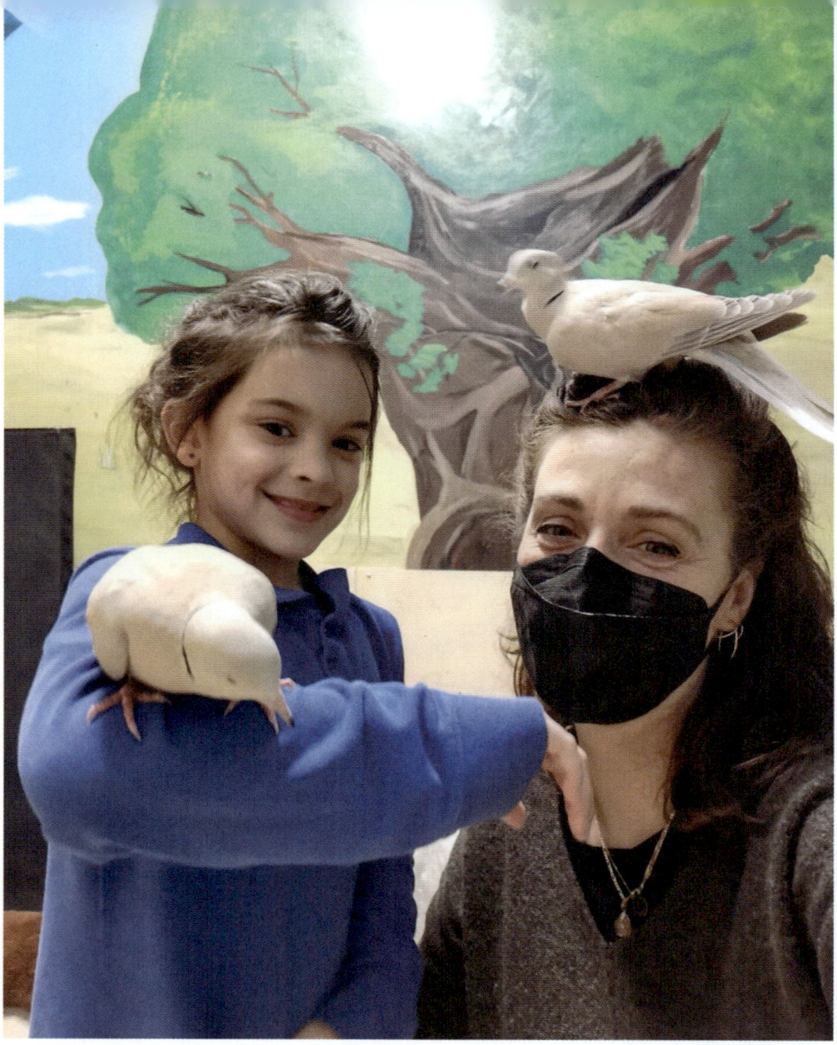

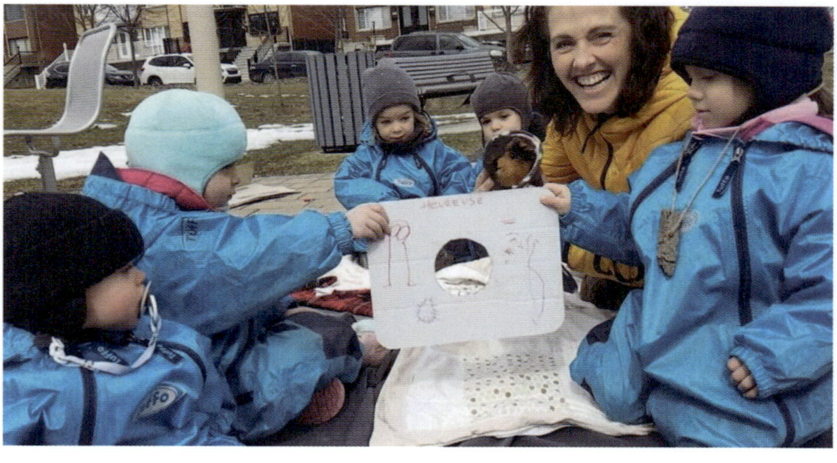

notre cœur pour que ce métier soit reconnu et encadré, et il faut voir l'enthousiasme des professionnels qui découvrent tout ce champ des possibles...

Cela change vraiment une vie – professionnelle certes, mais aussi personnelle. Cela rallume la flamme du métier et de la créativité, éveille l'envie de collaborer et de partager avec tout le monde, et l'on se demande alors comment il est possible de ne pas avoir intégré l'animal plus tôt dans sa pratique et de n'avoir pas consulté l'ensemble des thérapeutes autour du patient ! Personne n'y gagne à faire ses petites choses de son côté.

Allez, on s'y met ensemble, la révolution nécessaire, c'est celle-ci !

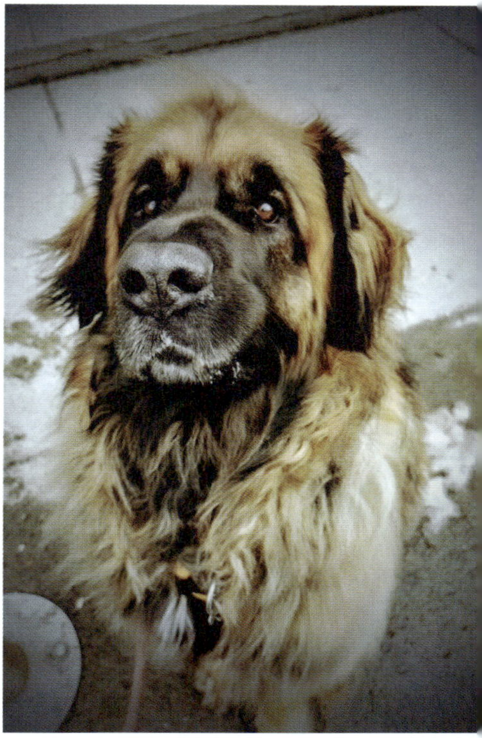

Ce qui est non négociable :

- la collaboration entre les professionnels ;
- des rapports d'intervention zoothérapeutiques officiels ;
- des prises en charge thérapeutiques en collaboration avec l'équipe pluridisciplinaire ;
- avoir suivi une formation professionnelle adéquate en zoothérapie ;
- posséder les connaissances professionnelles pour travailler auprès de la patientèle choisie ;
- posséder des assurances professionnelles qui couvrent le métier de zoothérapeute ;
- le bien-être de l'animal avant tout ;
- le choix de l'animal en fonction des objectifs à travailler ;
- la connaissance des besoins, limites et fonctionnements de chaque partenaire animalier ;
- la vision de l'animal comme partenaire, non comme outil ;

- l'éducation des animaux en renforcement positif, jamais coercitif;
- proposer aux animaux une vie équilibrée qui comprend des périodes de jeu, de stimulations intellectuelles et des moments de vie libres, en dehors du «travail»;
- leur espace de vie doit être en adéquation avec leurs besoins fondamentaux, ils doivent vivre de la même façon que le fait le reste de leurs semblables;
- assurer la protection de son partenaire animalier en intervention en tout temps;
- la création toujours renouvelée d'outils d'interventions ciblées en fonction de la patientèle avec qui le professionnel évolue, pour mettre le patient en situation de réussite.

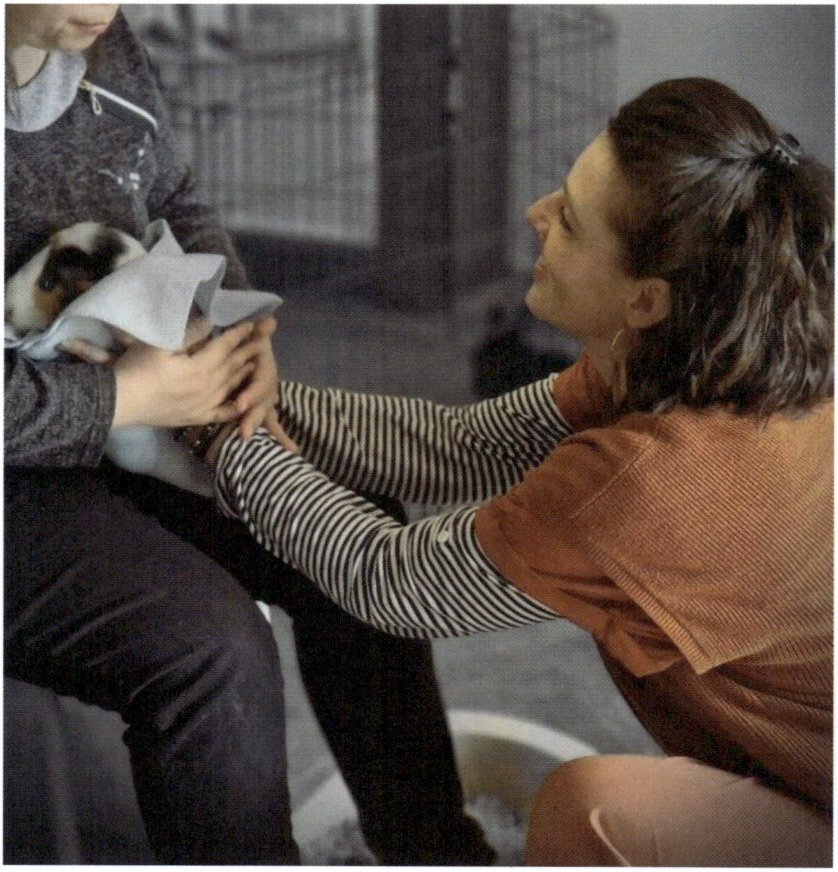

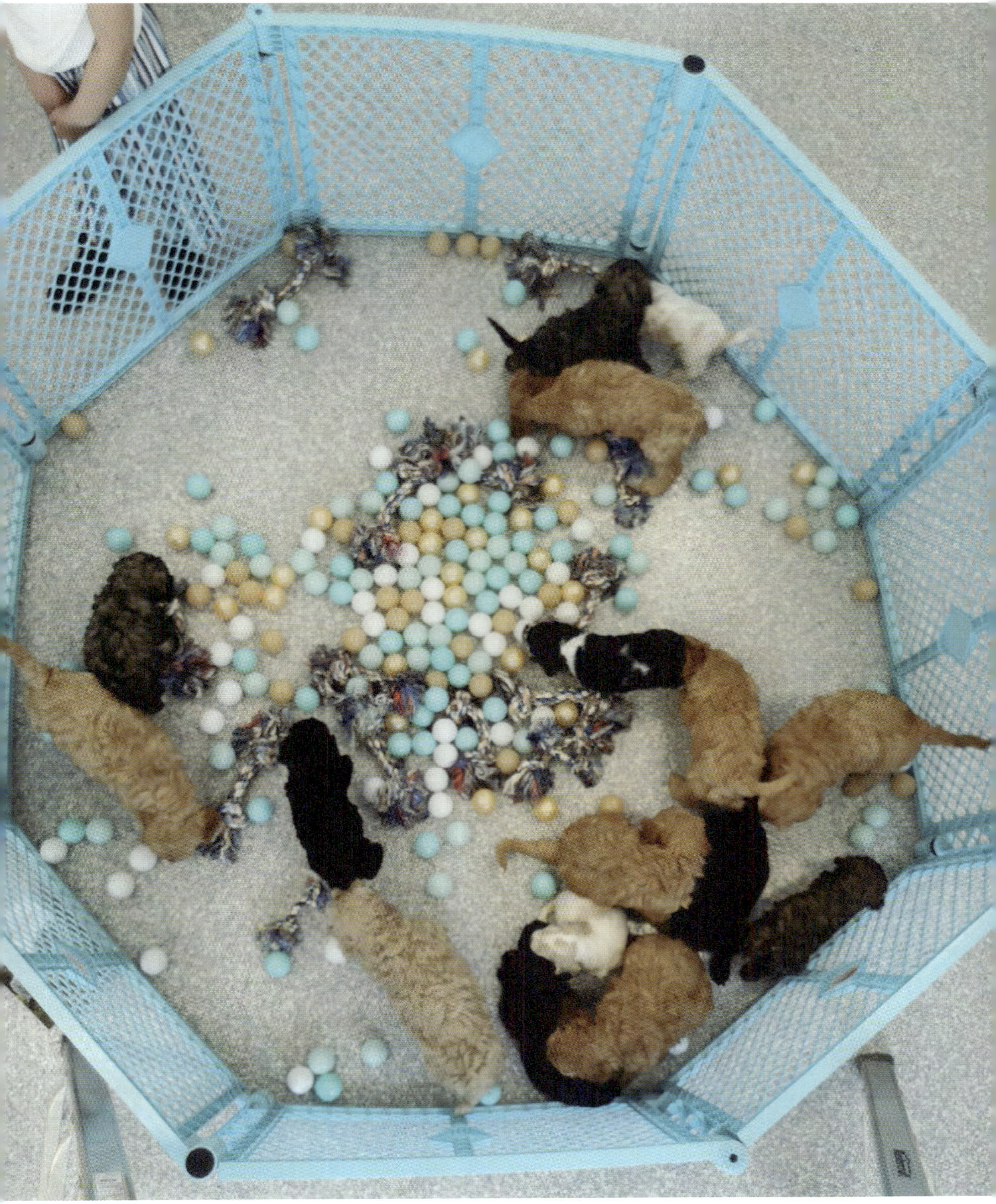

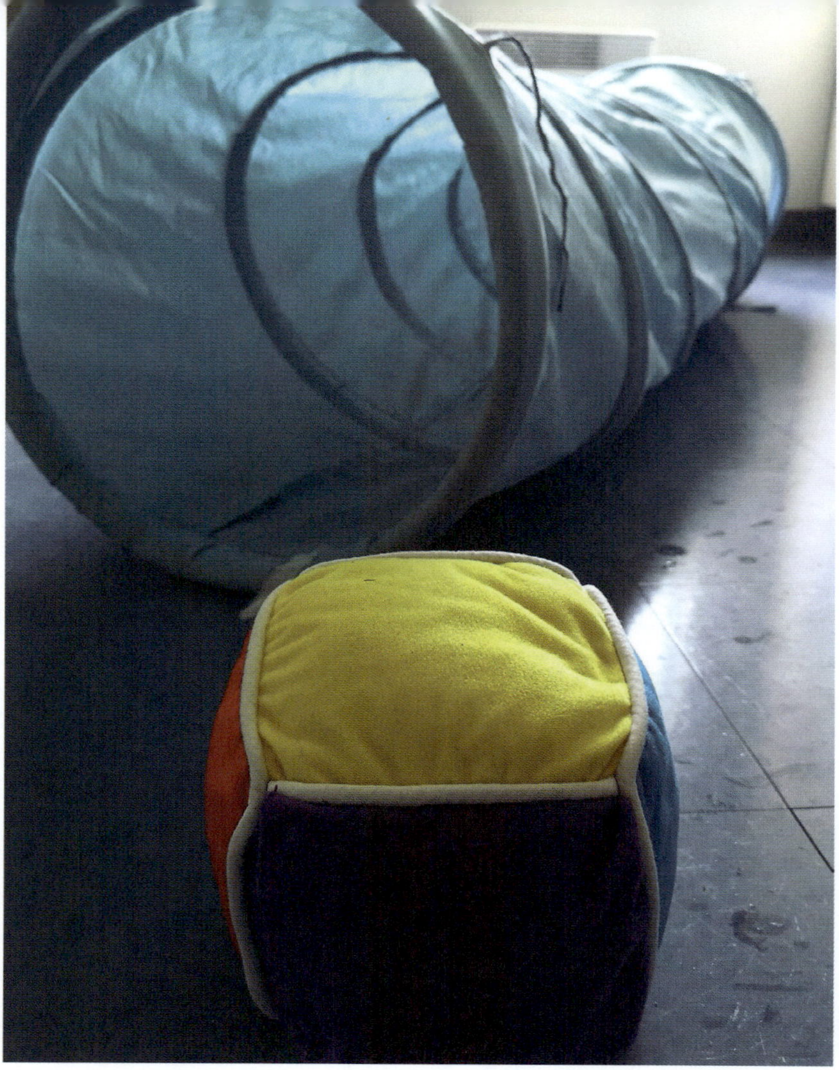

Par notre manifeste, nous voulons poser les bases de cette révolution que nous menons depuis quelques années déjà. Nous souhaitons faire souffler un vent nouveau sur ce qui est, à ce jour, *connu* mais se voudrait *reconnu* de façon officielle et légale. Les professionnels de tous les milieux ainsi que les lieux de traitement ou de vie doivent, d'un même pas, suivre cette grande aventure et ajouter la zoothérapie à leur pratique dans leur quotidien ; alors, d'immenses choses pourront voir le jour, avec des victoires insoupçonnées, nous le garantissons !

Êtes-vous prêt pour la révolution zoothérapeutique ?

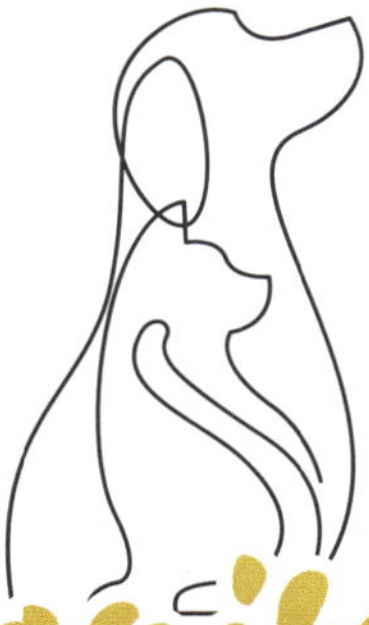

Chapitre 7

RÉUSSIR À INTÉGRER LE BIEN-ÊTRE DANS L'ÉDUCATION DE L'ANIMAL

LES BESOINS

(Mélissa) Mon expérience au Québec en 2017 a été révélatrice. Par la suite, en revenant vers mes terres natales, j'ai pu faire des comparaisons et je me suis rendu compte des lacunes existantes en Belgique, en France et plus généralement en Europe, et du manque d'informations et de connaissances, notamment en éthologie : de quoi les animaux ont-ils besoin ? Comment évoluent-ils ? Comment se développent-ils ? Que faut-il que nous, humains, mettions en place pour que les animaux soient heureux, qu'ils puissent se développer sereinement et que nous trouvions comment cohabiter au mieux avec eux ?

Dans le fond, telles sont les vraies questions. Nous, en tant qu'humains, nous souhaitons que les animaux soient à nos côtés, nous souhaitons vivre avec eux, qu'ils nous réconfortent et que nous puissions soulager un besoin de maternage ou de dominance, nous sentir écoutés et entendus par un autre être vivant.

Mais comment répondre à nos besoins, en tant qu'humains, si nous ne respectons pas les besoins de l'animal avec qui nous voulons interagir ?

LES ÉMOTIONS PAR ASSOCIATION

L'animal est pur. Il ressent et vit à cent pour cent. Il n'y a pas de juste milieu. Il n'y a pas d'hésitation. Les sentiments sont bruts, les émotions aussi. Tout est fort, tout est amplifié, décuplé. Quand il nous aime, il nous aime intensément, mais s'il a peur, sa peur est immense également. Et de la même façon, s'il est en colère, il sera animé par une rage puissante, ou s'il veut se protéger, il s'impliquera entièrement dans cette mission. Le cerveau de l'animal fonctionne par association, c'est-à-dire que si nous l'exposons à une situation positive, il va l'associer à un sentiment positif. Mais si nous l'exposons à une situation qui lui fait peur et l'y plongeons, il va associer cette expérience à un sentiment de peur, donc à quelque chose de désagréable.

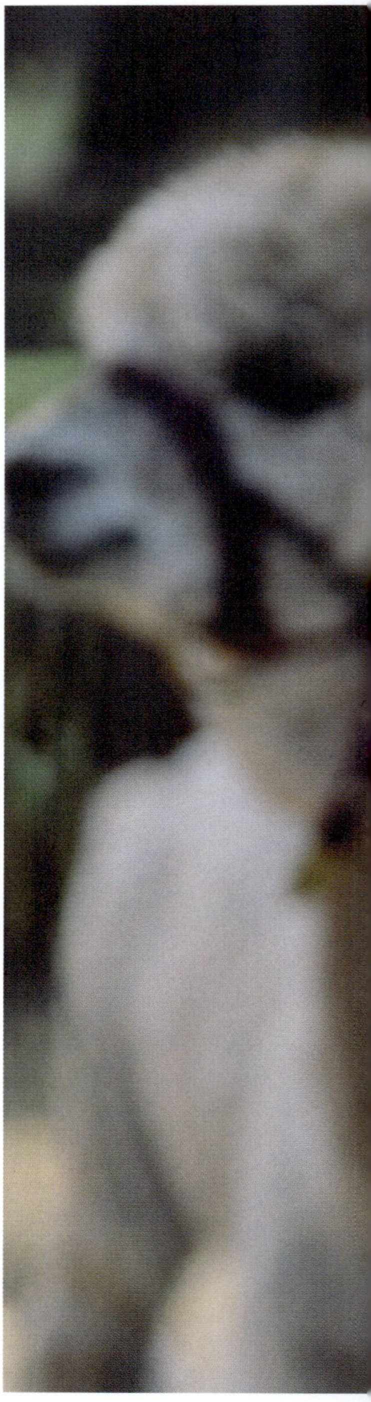

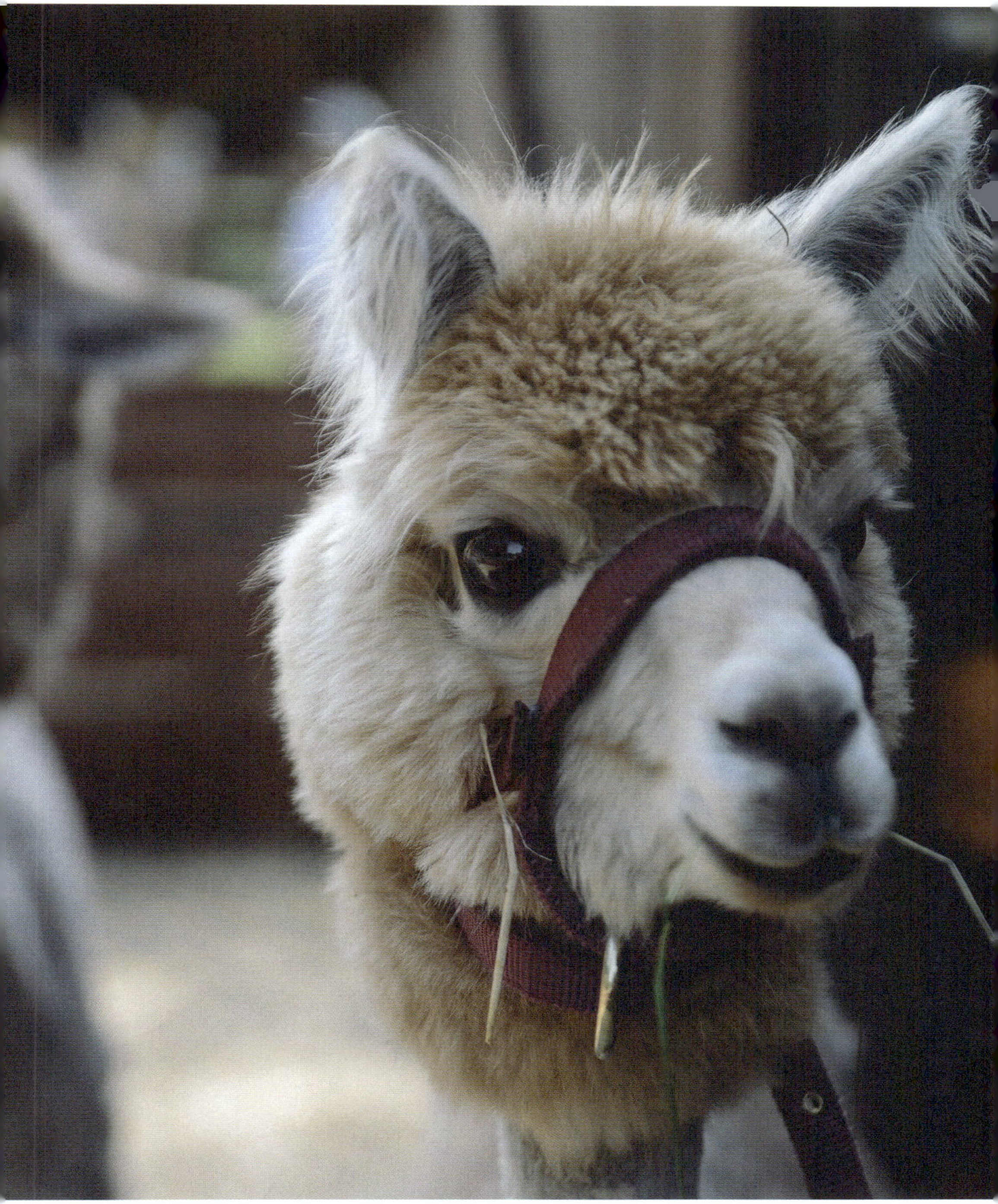

Les animaux sont intuitifs, c'est-à-dire qu'ils agissent avec leur intuition et leurs émotions. Dès lors, leurs comportements sont orientés par la recherche de situations plaisantes et qui procurent du bien-être, comme manger. On a beaucoup à apprendre d'eux, si on y pense.

L'ANIMAL EN ZOOTHÉRAPIE

Quand on fait de la zoothérapie, on travaille *avec* les animaux. On ne les *utilise* pas. Ceux avec lesquels on travaille ne sont en aucun cas considérés comme des outils, mais bel et bien comme des animaux partenaires d'intervention en zoothérapie (APIZ). Ils sont nos collègues de travail. Il est donc important de se soucier des besoins de *l'ensemble de l'équipe* en vue d'y répondre. Si je travaille avec mon chien et que je lui demande d'intervenir auprès d'enfants, de les soutenir et de leur faire du bien en réalisant plusieurs activités sur une journée de huit heures, il est évident qu'il ne pourra faire ce que j'attends de lui que si je réponds à ses propres besoins en premier lieu. Il me faudra m'assurer que mon chien a bien été promené, nourri, qu'il a pu se dépenser, qu'il a eu des os à mâcher, des temps de pause, un espace pour se reposer. Quand il a besoin d'un temps pour lui, il faut respecter cela et lui laisser l'opportunité de s'exclure. Il ne faut jamais le forcer à être dans la synergie et la relation thérapeutique.

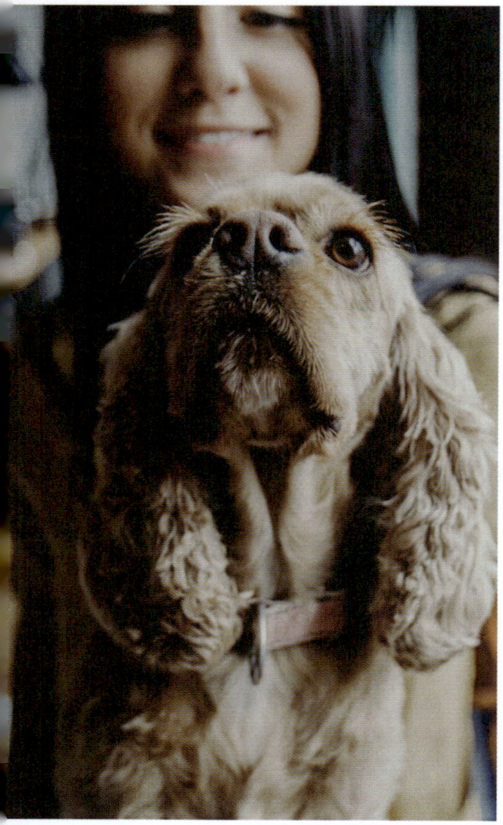

LE LANGAGE DES ANIMAUX

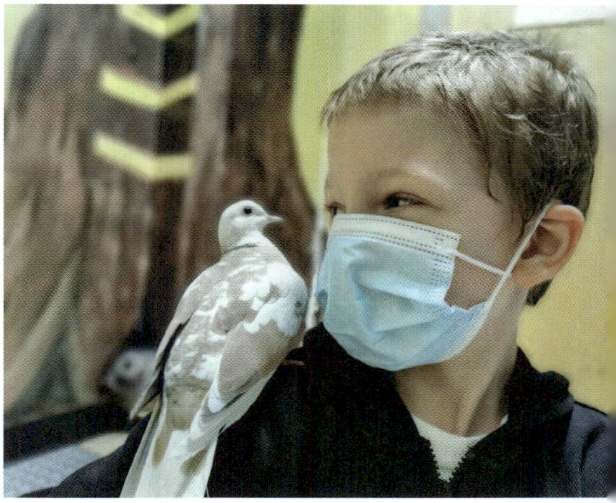

Apprenez à connaître votre animal pour pouvoir le comprendre lorsqu'il communique avec vous, car il fait cela bien. Pour le connaître, il est essentiel de passer du temps avec lui. Une relation avec votre animal se construit. Il ne suffit pas d'aller à l'épicerie, d'acheter un jeu, puis d'aller en intervention en zoothérapie. Il faut voir son animal grandir, évoluer, lui apprendre les comportements souhaités et les renforcer positivement.

LE RENFORCEMENT POSITIF

Voilà la seule et unique façon, selon moi, d'apprendre des comportements à un animal, que ce soit un chien, un chat, un lapin, un rat, un lama, un cheval, n'importe quel animal, même les espèces sauvages. Mais on est bien d'accord, ici, on reste dans la zoothérapie, on laisse les animaux sauvages appartenir à la vie sauvage.

Nous allons donc nous concentrer sur les animaux domestiques, qui apprennent extrêmement vite avec une bonne motivation. On l'a vu juste au-dessus, le cerveau de l'animal fonctionne par association. Alors, renforcer positivement, ça implique quoi ? Ça signifie que l'on va venir acter, renforcer un comportement donné par l'animal parce qu'on a envie qu'il le reproduise. Si vous souhaitez que votre chien vous donne la patte sur commande, quand il le fait, vous allez le valoriser, le remercier et le féliciter, en lui donnant des croquettes ou de petits morceaux de jambon, par exemple. C'est ce qu'on appelle le renforcement positif. À l'inverse, si votre chien saute sur vous quand vous rentrez, et que ce n'est pas un

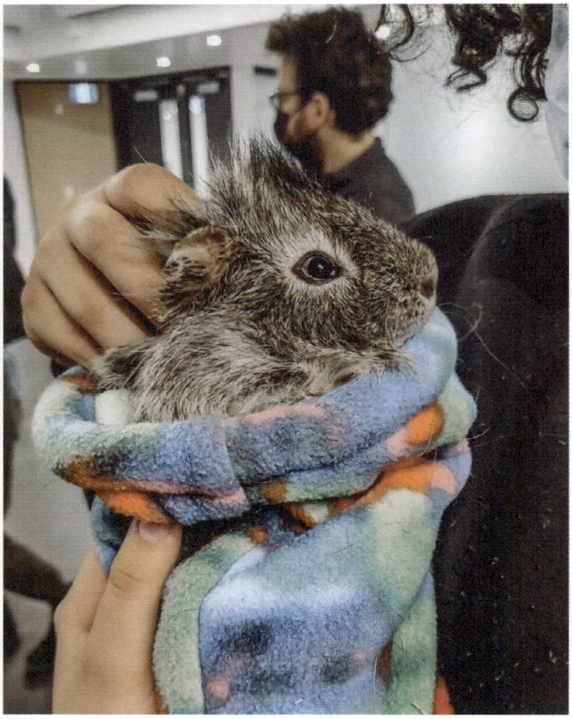
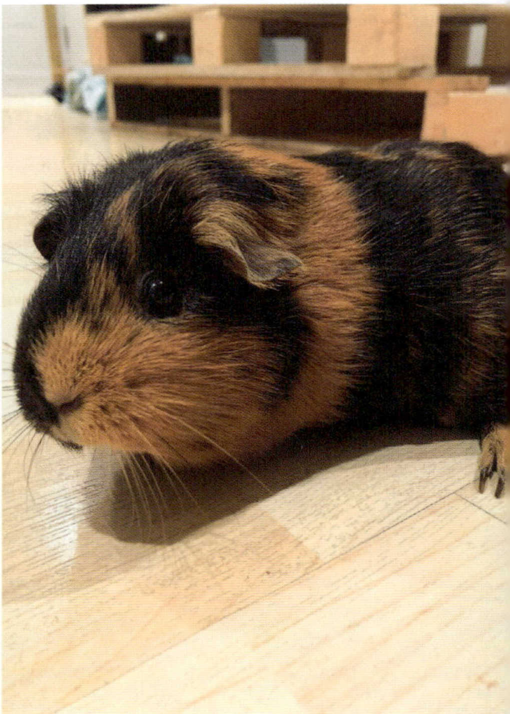

comportement que vous voulez valoriser ou féliciter, vous allez l'ignorer. La règle du renforcement positif est donc double : il consiste à valoriser et renforcer chez l'animal un comportement apprécié et ignorer un comportement qu'on ne veut pas le voir reproduire.

Contrairement à la croyance populaire, crier, frapper, pousser, taper sur votre animal avec un journal, ce ne sont pas des actions qui engendrent un apprentissage positif et serein. C'est de la maltraitance animale. En agissant ainsi, vous associez une réaction négative à un comportement donné et vous allez juste engendrer de la peur, de la colère et du stress que votre chien fera ensuite tout pour éviter.

Il s'agira donc bien d'*ignorer* un comportement qu'on ne veut pas que notre animal reproduise. Il faudra donc accompagner cette étape d'une punition, mais pas d'une *punition positive*.

PUNITION POSITIVE *VERSUS* PUNITION NÉGATIVE

Le terme « positive » dans « punition positive » signifie qu'on va *ajouter* quelque chose pour que l'animal soit puni. Prenons un exemple concret : un chien qui s'enfuit du jardin, pour lequel ses propriétaires décident d'instaurer le collier électrique. Cette technique implique que le chien reçoit un choc électrique chaque fois qu'il dépasse la limite définie du jardin. Ici, il s'agit bien d'ajouter quelque chose à un comportement non désiré, en ajoutant le choc électrique. Le chien est donc puni « positivement ». Mais attention, on n'emploie pas le terme du langage courant désignant quelque chose qui est positif au sens de joyeux et qui fait du bien. En éducation canine, ce terme représente simplement un ajout (+).

On l'aura compris, la punition positive n'entre pas dans la catégorie du *bien-être animal* mais bel et bien dans celle de la *maltraitance animale*.

Et si on parlait d'alternative pour retomber dans la bienveillance et le bien-être de notre animal ? Si le chien s'enfuit, on va travailler d'autres choses. On pourrait notamment commencer par lui apprendre le rappel. Pour ce faire, on va récompenser le chien avec ce qui vaut un million d'euros à ses yeux. Pour la plupart des chiens, ce sera la nourriture mais, pour d'autres, il peut s'agir d'un jouet ou d'une balle préférée. Que faire toutefois s'il ne revient pas et qu'il choisit quand même de s'enfuir ?

Pour entraîner son chien à l'aide du renforcement positif, il faut deux choses : le récompenser lorsqu'il répond par le comportement souhaité et le punir *négativement* lorsqu'il n'écoute pas la consigne donnée. Dans l'exemple de la fuite, si le chien ne revient pas, il peut être privé de liberté. Il sera ramené à l'intérieur parce que s'il souhaite être dehors, il doit écouter son propriétaire quand celui-ci le rappelle. Le terme *punition négative* fait bien référence au fait de retirer au chien un élément qu'il aime. Ici, il est privé de sa liberté de s'enfuir et de courir après quelque chose.

Prenons un autre exemple : celui d'un chien qui saute sur une personne qui entre dans la pièce, qui cherche ainsi de l'attention. La première chose à faire serait d'ignorer le comportement pour éviter de renforcer celui-ci. Parfois, ignorer le comportement, et donc ne pas répondre à la demande d'attention, suffit à ce que le chien ne souhaite pas reproduire ce comportement. Il s'agit là d'une méthode d'apprentissage qualifiée d'apprentissage par *conditionnement opérant*.

LE CONDITIONNEMENT OPÉRANT

L'expression renvoie aux comportements que l'animal va produire par lui-même et reproduire, ou non, dépendamment de la conséquence positive ou négative.

Dans l'exemple du chien qui saute sur l'humain dès que de dernier entre dans la pièce, l'objectif du chien est d'avoir de l'attention et des câlins. Si l'humain réagit en le caressant, en criant de surprise, en levant son genou en criant « Non, arrête, c'est tout », il

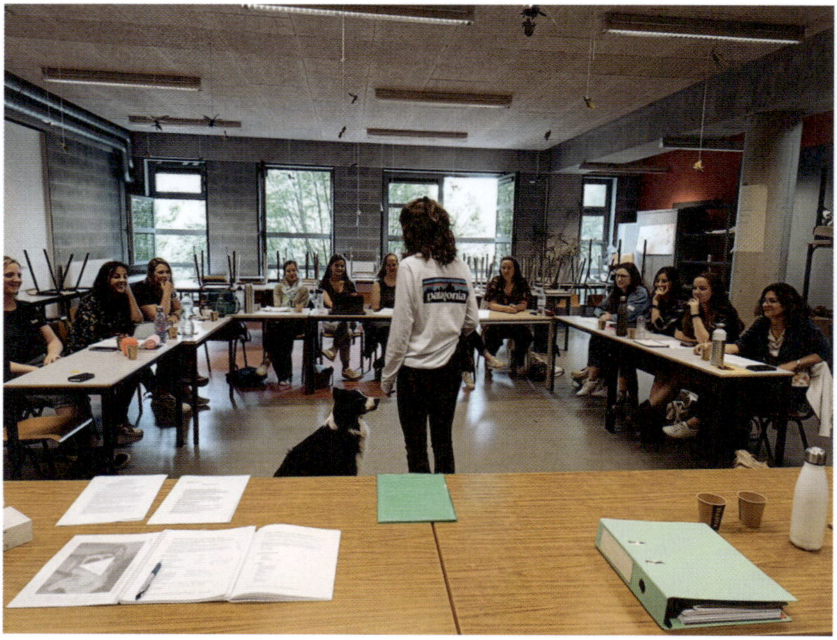

décide de répondre à cette demande d'attention de la part du chien. Celui-ci risquera alors très probablement de reproduire ce comportement de sauter sur l'humain, puisqu'il a répondu favorablement à sa recherche d'attention (= conséquence positive). Comme on l'a mentionné plus haut, la meilleure chose à faire serait, dans la mesure du possible, d'ignorer ce comportement. Ignorer signifie alors ne pas se pencher, caresser, crier, parler, etc.

Mais parfois, ignorer le comportement n'est plus suffisant. C'est à ce moment-là que l'on introduit la notion de punition négative et de récompense.

On peut donc punir le chien d'avoir sauté sur l'humain en lui retirant ce qu'il recherche, c'est-à-dire l'attention, en l'isolant dans une pièce telle que les toilettes, une salle de bains ou un petit corridor en donnant la consigne « non ». Le chien devra rester dans cette pièce trente secondes. S'il est calme, ne gratte pas à la porte et n'aboie pas, on rouvre la porte. S'il ressaute instantanément, on réitère l'opération. L'idée ici est vraiment que le chien associe « Je saute sur les gens » à « Je n'ai plus accès aux humains ». On n'est plus dans le conditionnement opérant, on est passé dans le *conditionnement classique*.

CONDITIONNEMENT CLASSIQUE ET CONTRE-CONDITIONNEMENT

Le conditionnement classique fonctionne de telle sorte qu'un stimulus neutre présenté au chien puisse être associé à une émotion positive. Par exemple, une laisse (stimulus neutre) qui va être montrée à un chiot avant d'aller se promener pour la première fois. Plus tard, il suffira de montrer la laisse pour que le chien soit content et excité. Il a alors associé « laisse » à « promenade » (émotion positive, activité agréable).

Pour apprendre un nouveau comportement à un chien, il faut que les deux composantes soient présentes : celle du renforcement positif lorsqu'il effectue le comportement désiré et celle de la punition négative lorsqu'il fait ce que nous ne souhaitons pas. Revenons sur ce même exemple du chien qui saute lorsqu'un visiteur entre dans la maison. Si on veut que ce chien ne saute pas sur les gens, on va lui demander quelque chose qui nous permettra de le valoriser. Quand quelqu'un entre dans la pièce, on pourrait introduire la commande «assis». Il s'agit là d'une méthode d'apprentissage appelée *contre-conditionnement* qui intervient lorsque l'on veut gérer un comportement non désiré.

Une dernière composante essentielle, mais malheureusement trop souvent oubliée lorsqu'on travaille à l'éducation de son chien,

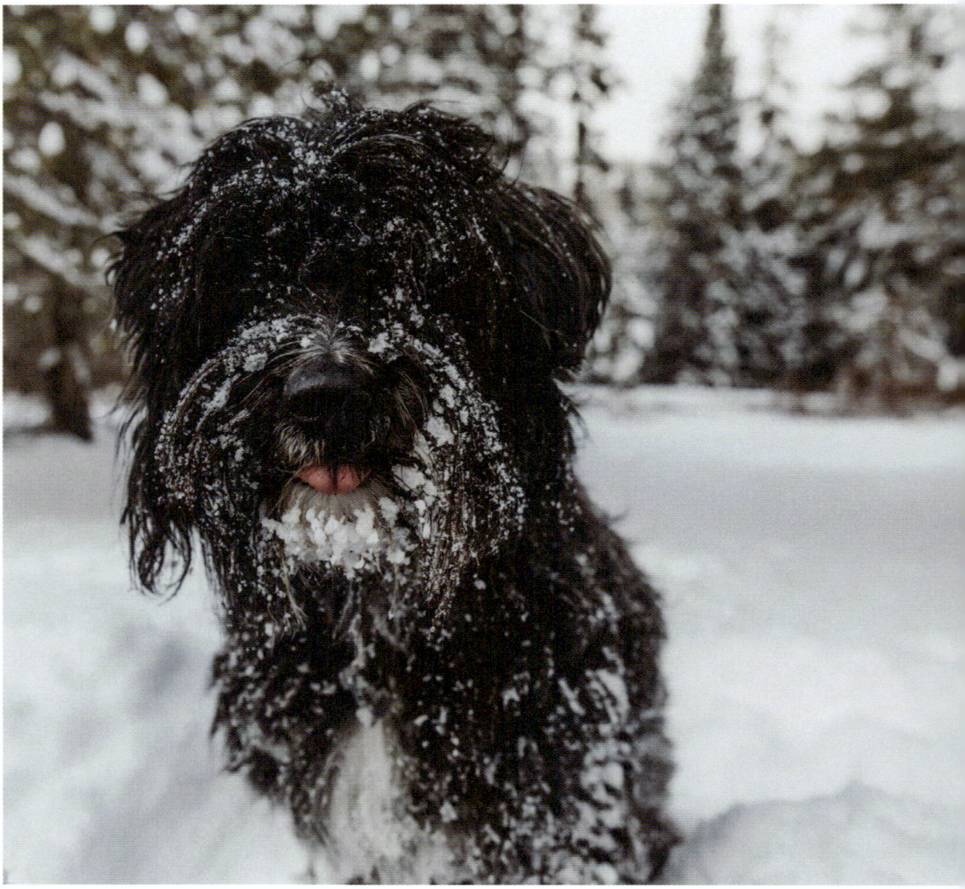

est celle de la *constance*. Il est essentiel d'apporter de la cohérence dans l'éducation, d'autant plus lorsqu'on est plusieurs à participer à l'éducation du même chien. Il est donc important que toutes les personnes vivant sous le même toit puissent s'accorder sur les comportements désirés ou non, sur le renforcement positif et sur la punition négative choisie.

Je parle du chien parce qu'en tant qu'animal domestique très populaire et apprécié, c'est l'exemple le plus commun. Mais la situation que nous venons de décrire, concernant l'apprentissage en renforçant positivement l'animal, en le punissant négativement et pas positivement, peut être associée à n'importe quel comportement, avec n'importe quel animal. Il s'agit juste de comprendre comment fonctionne l'animal en question. Tous n'ont pas toujours les mêmes besoins et les mêmes comportements. Un chat ne va pas forcément sauter sur l'humain quand il arrive, mais il peut abîmer un fauteuil parce qu'il a besoin de faire ses griffes. Il peut aussi donner la patte instinctivement pour avoir accès à ce qu'il veut. Si l'on n'aime pas ça, on peut : ignorer le comportement ; le contre-conditionner en demandant un comportement désiré ; le punir en lui retirant quelque chose qu'il cherche à avoir en l'empêchant d'y avoir accès. Mais si on aime ce comportement-là, qu'on veut le renforcer, on peut le récompenser et l'entraîner par exemple à ce qu'il donne sa patte sur commande !

CE LIEN D'ATTACHEMENT

Il est fascinant, quand on commence à travailler avec les animaux, de se rendre compte à quel point ils apprennent vite et sont très demandeurs, toujours en quête d'interactions. Nous allons voir comment ces techniques et méthodes d'apprentissage de nouveaux comportements en interaction avec les animaux, par le renforcement positif, vont développer la relation de confiance qui se construit avec l'animal. Tout cela va renforcer les liens et l'attachement. Le chien va associer son propriétaire à quelque chose de positif, à quelqu'un qui est amour, bienveillance, récompense. C'est comme gagner à l'EuroMillions! « Être près de mon humain, c'est la plus belle chose qui soit... » Que demander de plus ?

Dans cet ouvrage, nous souhaitons sensibiliser l'être humain au magnifique lien qui peut exister entre l'homme et l'animal. Prendre soin de lui et l'éduquer en douceur par des méthodes bienveillantes ne fera pas de vous un humain qui ne se fait pas respecter ou écouter, au contraire. Vous aurez tout à gagner de prendre le temps d'éduquer vos animaux avec ces méthodes respectueuses de leur bien-être.

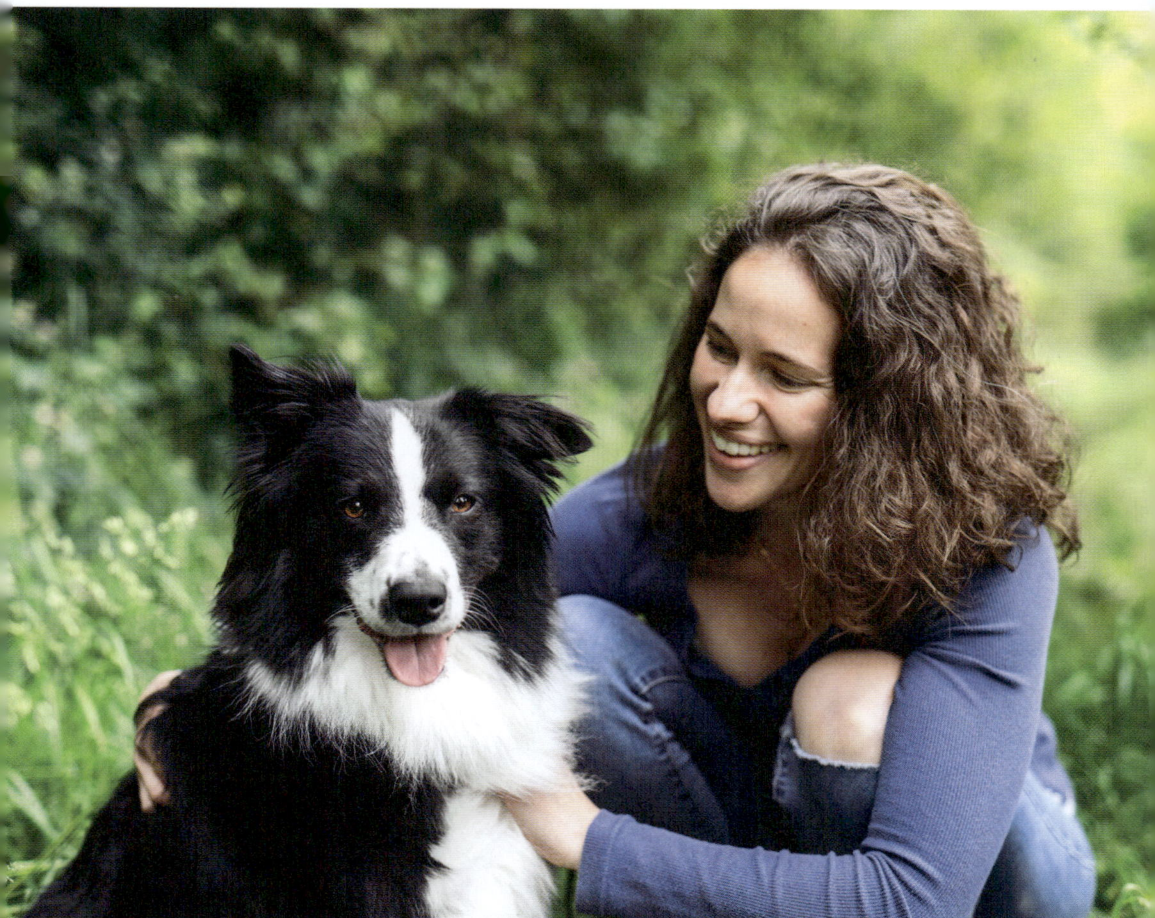

Pendant une formation à la Haute École Léonard-de-Vinci où Mélissa enseignait, un participant de la formation lui a dit: « Mélissa, waouh! Je tenais à te dire que c'est super, tout le travail que tu fais avec ton chien et ta relation avec lui. C'est beau à voir et ça donne envie d'avoir un chien. » Ce commentaire l'a immensément touchée.

Merci de voir ce que j'ai construit, de voir le lien qui nous unit, de voir tout le travail que j'ai mis derrière la relation qui existe aujourd'hui avec mon chien.

Revenons à la zoothérapie, au bien-être et à notre lien d'attachement. Si votre animal est dans cette relation de confiance avec vous, il sera d'autant plus enclin à créer une relation de confiance avec votre patient. C'est avec cette confiance et cette bienveillance-là que la zoothérapie est possible et que la magie apparaît.

En revanche, en utilisant des méthodes de punitions positives comme des colliers étrangleurs, des chocs électriques, des journaux pour frapper et corriger votre animal, vous allez simplement générer de la peur. Votre animal pourrait finir par vous obéir, mais seulement parce qu'il aura peur de vous, des conséquences terribles et du mal que vous pourriez lui faire. Avec ce sentiment de peur, imaginez-vous créer un lien de confiance avec quelqu'un que vous ne connaissez même pas encore ? Un bénéficiaire à qui vous êtes censé apporter de l'aide ?

En séance de zoothérapie, vous allez voir comment de petits miracles, de belles synergies s'installent, ces espèces de bulles qui viennent nous envelopper. Ça dépasse l'entendement.

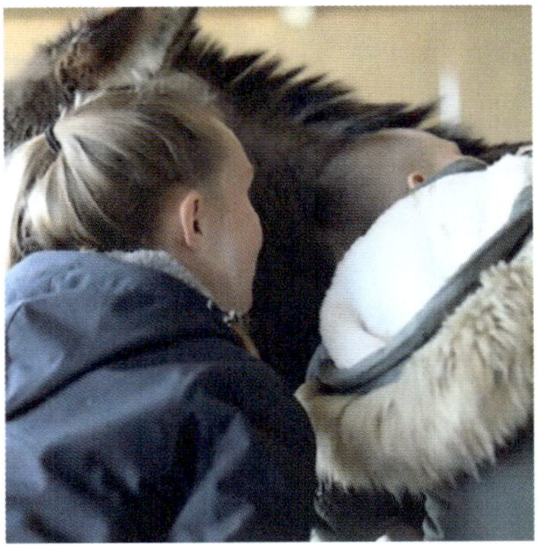

Pour arriver à ça, il est essentiel que nous repensions l'éducation de nos animaux. Non, taper un chien avec un journal parce qu'il fait pipi, ce n'est pas une bonne idée.

Non, mettre un collier électrique, un collier étrangleur, ce n'est pas une bonne idée. Si votre enfant, un peu agité, passe brusquement à côté de votre chien en tenant un journal et que ce même journal a servi de punition pour frapper votre chien une heure auparavant, qu'est-ce qu'il risque d'arriver ?

S'il vous plaît, mettez votre animal dans des situations positives. Donnez-lui une belle envie, celle d'être avec vous, dans toutes vos activités (et notamment auprès de vos patients, le cas échéant). Aimez-le et, je vous assure, il vous aimera encore plus en retour !

RESPECTER LE BIEN-ÊTRE DES ANIMAUX GRÉGAIRES

Les lapins et les chevaux sont régulièrement choisis pour devenir des partenaires d'intervention en zoothérapie. Or tous les deux sont des animaux grégaires, ils ont besoin de vivre en communauté (au moins deux individus de la même espèce). C'est un besoin *vital, essentiel et légal* (dans les pays mentionnés tels que la France, la Belgique, le Canada, la Suisse, etc.) que beaucoup d'humains ignorent ou ont parfois tendance à prendre à la légère. Autrement dit, avoir un poney chez soi dans le jardin, sans copain ni congénère, est considéré comme de la maltraitance animale. Ces animaux-là ont besoin d'espace, d'être dehors, ils n'ont pas besoin d'être dans un box mais ils ont besoin de leurs congénères. Il leur est nécessaire de pouvoir interagir avec d'autres chevaux, se gratter, faire leur toilette, fonctionner en hiérarchie. Il faut permettre à l'animal de se retrouver dans des situations semblables à

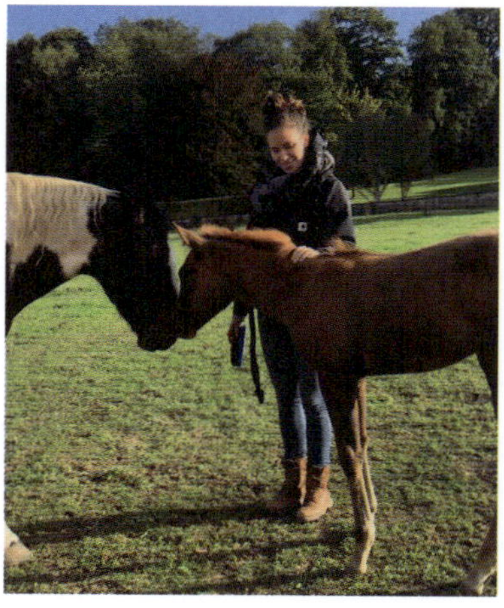

celles qu'il connaîtrait à l'état sauvage, que ses besoins soient satisfaits.

Peu importe l'animal avec lequel on choisit d'intervenir en zoothérapie, il sera primordial d'apprendre à connaître son éthologie. Il est important de savoir d'où il vient, comment il fonctionne, son langage et son mode de communication. Quand un cheval a les oreilles plaquées vers l'arrière, qu'il tape du pied ou que sa queue fouette, qu'est-ce qu'il vous dit ?

LE LANGAGE DES ANIMAUX

Chaque animal s'exprime, communique et ressent. Il ne se sert pas du langage parlé tel que le français, mais il est constamment en communication par son langage corporel et sa manière d'entrer en relation avec les autres. Le chien aboie, le chat miaule et le cheval hennit. Toutefois, il n'y a pas que les expressions verbales qui nous donnent des indications sur ce que l'animal est en train de nous dire. Il y a aussi le langage du corps, le langage des oreilles, de la queue, des crocs, de la bouche, des dents, de la posture générale, etc. L'animal communique un tas de choses constamment. Et lui aussi, il a des émotions, des sentiments et il va ressentir les choses intensément.

Les personnes qui pratiquent l'équitation, vont aisément comprendre : n'avez-vous jamais eu un mauvais jour ? Vous êtes tendu, stressé, vous décidez d'aller monter votre cheval mais... ça ne fonctionne pas. Je vous le garantis : votre cheval sait que c'est une journée difficile pour vous et il ressent votre énervement, votre stress et votre irritation.

Lorsque l'on entre en interaction avec son animal, on n'a pas besoin de parler le même langage oral. Parfois, sans nous en rendre compte, nous communiquons quelque chose et nous avons cette impression puissante que notre animal nous a compris, nous a ressentis. Les animaux ont ce don incroyable.

Il y a quelques années, Mélissa a eu la chance de suivre

une formation d'initiation auprès d'Isabelle Losa, intitulée « (Ré)apprendre la communication animale ». La première chose qu'elle a expliquée est qu'elle partait du postulat que tous les humains étaient capables de communiquer avec les animaux. Pas que les animaux, d'ailleurs. De communiquer également avec d'autres humains, qui se trouvent parfois à l'autre bout du monde, ou même avec des êtres disparus. Seulement, d'après elle, ce sont des compétences qui se sont perdues, des traditions qui ont été oubliées pour laisser place à une société scientifique cartésienne où l'on apprend à croire en ce que l'on peut toucher, voir, vérifier et prouver. N'avez-vous pourtant jamais entendu cette expression qui dit que « la vérité sort de la bouche des enfants » ? Nos enfants n'ont pas encore appris toutes ces règles qui nous sont imposées pour intégrer la société. Ils sont purs, francs et ne sont pas encore capables de faire semblant. Ils sont *authentiques*. Ils voient, entendent et ressentent des choses que nous, adultes, avons appris à ignorer et à ne plus ressentir.

On nous a obligés à taire notre *intuition*. Cette intuition est pourtant si importante. Apprendre à s'y reconnecter est primordial et c'est quelque chose que les animaux possèdent. Il n'est d'ailleurs par rare d'entendre parler d'instinct animal.

Nous avons déjà tous entendu qu'une personne dépourvue d'un de ses sens, par exemple, la vue, va compenser en surdéveloppant ses autres sens. On parle de don, bien souvent... Ce sont des gens qui arrivent à percevoir autrement et à ressentir plus justement, notamment grâce à cette connexion retrouvée à leur intuition.

LA DÉSENSIBILISATION

Si on apprend à communiquer avec son animal, à observer son langage et ses comportements, il se pourrait qu'il nous montre des signaux de stress ou de peur. Le stress et la peur ne se manifestent pas chez le cheval de la même façon que chez un cochon d'Inde, un lapin, un chien ou encore un chat. C'est pourquoi il est primordial

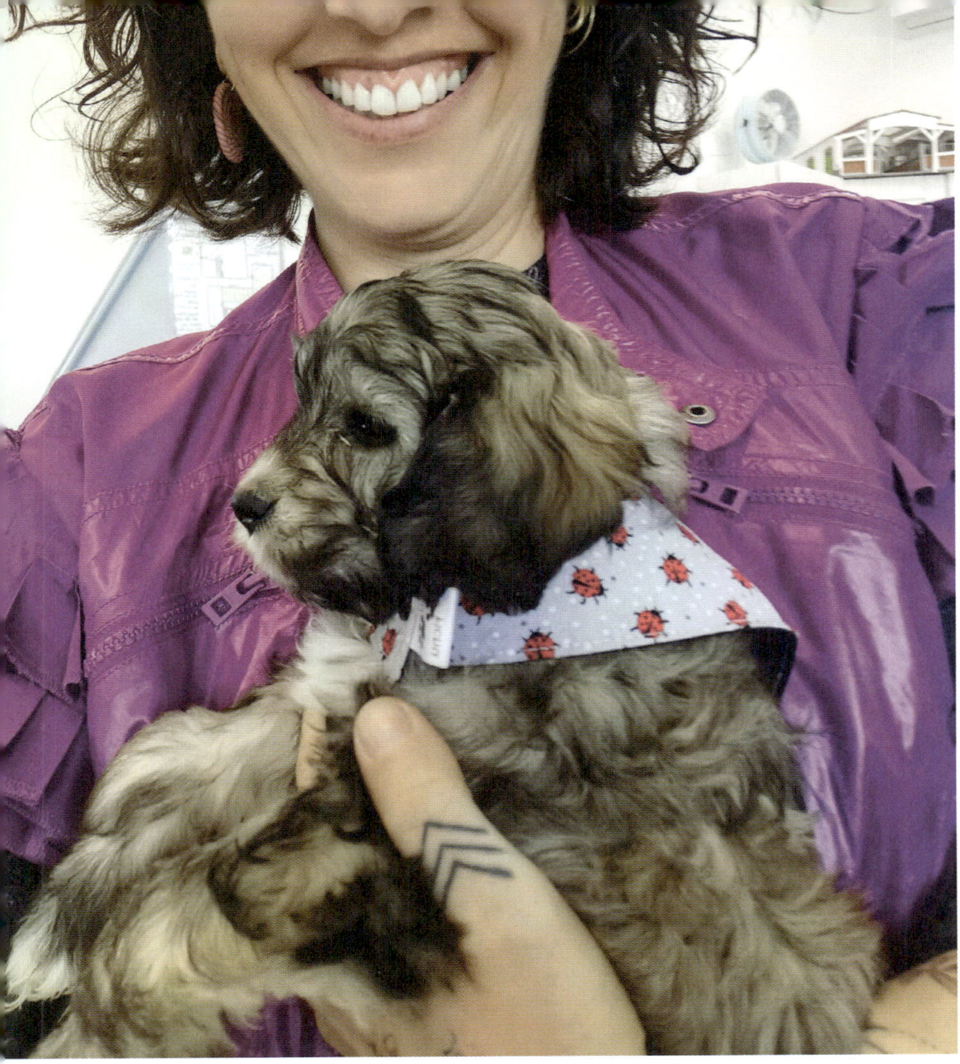

d'avoir de bonnes connaissances sur l'éthologie des animaux avec lesquels on souhaite intervenir en zoothérapie.

Lorsque l'animal a peur de quelqu'un ou de quelque chose, on ne va jamais faire d'immersion en le confrontant brutalement à l'objet apeurant. Au contraire, lorsqu'un animal est inconfortable, stressé ou très apeuré, nous allons utiliser la technique de *désensibilisation*.

La désensibilisation est une technique utilisée dans des situations contrôlées qui permet d'associer les peurs de l'animal à du positif. Le but ultime est évidemment que les peurs de l'animal disparaissent. Il y a différentes étapes pour désensibiliser un animal. La première consiste à proposer des récompenses ultra alléchantes pour l'animal, quelque chose qu'il aime par-dessus tout. La deuxième étape sera de trouver la bonne distance entre l'animal et sa peur. Quand on parle de « bonne distance », il s'agit de la distance à laquelle l'animal ne réagit plus ou réagit faiblement aux stimuli qui lui font peur. Si on est trop proche de ce qui lui fait peur, l'animal ne pourra et ne voudra pas manger. Il n'apprendra donc rien. En situation de stress, les animaux ne peuvent pas apprendre. Il n'y aura donc pas de possibilité de modifier leur comportement ni l'émotion associée. Enfin, lors de la troisième étape, on jettera une poignée de friandises chaque fois que l'animal réagira au stimulus apeurant.

Il est essentiel de répéter ces trois étapes autant de fois que nécessaire. Nous saurons que cet apprentissage est terminé et réussi une fois que l'animal commencera à nous regarder lorsqu'il sera confronté aux stimuli, pour recevoir des récompenses au lieu d'avoir une réaction de peur, par exemple, un chien qui aboie à la vue d'une chaise roulante. On peut alors se rapprocher et répéter ces trois étapes. La répétition est essentielle pour arriver à ce que la peur initiale n'en soit plus une, mais soit plutôt quelque chose de positif pour l'animal.

Il y a toutefois des variantes. Parfois, il ne s'agira pas de trouver la distance adéquate pour désensibiliser. Par exemple, pour la peur d'un bruit (comme un feu d'artifice), on parlera alors d'intensité du son. Ou si l'animal a peur de certaines manipulations effectuées par l'humain, on pourra parler de désensibilisation au niveau des intensités des touchers et il ne sera plus question de « bonne distance », mais de « bonne intensité » – faible, pour commencer.

Les animaux devraient être désensibilisés aux hommes, aux femmes, aux enfants, aux personnes âgées, aux personnes de grande taille, de petite taille, aux personnes de couleurs différentes, aux voix fortes, aux chaises roulantes, aux lits d'hôpitaux, aux cannes, aux dispositifs dans l'oreille, aux masques à oxygène, aux chapeaux, aux manteaux, aux couleurs, aux odeurs variées, aux ascenseurs, aux escaliers mécaniques, aux bruits forts, aux bruits sourds, aux autobus, aux voitures, aux bouches d'égout, aux manipulations fréquentes, et ce, partout sur le corps, aussi effectuées par surprise, etc. Cette liste est évidemment non exhaustive, mais est déjà très indicatrice lorsque l'on souhaite désensibiliser son animal et vérifier qu'il demeure serein en étant confronté à toutes ces choses, à toutes ces personnes, à toutes ces conditions et ces situations pour en faire un superanimal de zoothérapie.

LE CLICKER

Lorsqu'on propose une séance d'éducation à son animal, on souhaite lui apprendre de nouveaux comportements. Nous avons déjà mentionné précédemment que ces apprentissages doivent se faire en renforçant positivement les comportements désirés pour que l'animal comprenne ce que l'humain attend de lui.

Lorsqu'on introduit une nouvelle consigne ou demande, on peut utiliser le *clicker*. C'est un boîtier qui émet un son unique et distinct qui stimule la partie du cerveau chez l'animal associée au plaisir et à la mémoire. Il est utilisé dans le cadre d'une méthode avancée permettant d'entraîner et de modifier plus rapidement et précisément les comportements souhaités chez l'animal. Cela lui permet d'avoir un niveau de motivation plus élevé tout en apprenant dans le plaisir. La fonction du clicker est donc bien de faire le pont entre le comportement et la récompense. Avant de pouvoir commencer le travail avec cet outil, il faut que notre animal fasse l'association « clic = récompense ». On va donc « charger » le clicker pour introduire cet automatisme.

Il y a quelques règles à suivre lorsqu'on entraîne son animal avec le clicker.

- Chaque fois que l'on clique, on récompense l'animal.
- Il doit y avoir un délai de deux à trois secondes entre le clic et la récompense.
- Ne jamais toucher l'animal.
- Bouger le moins possible.
- Le clic doit surgir dès que l'animal a accompli le comportement voulu.
- La précision du clicker est primordiale.

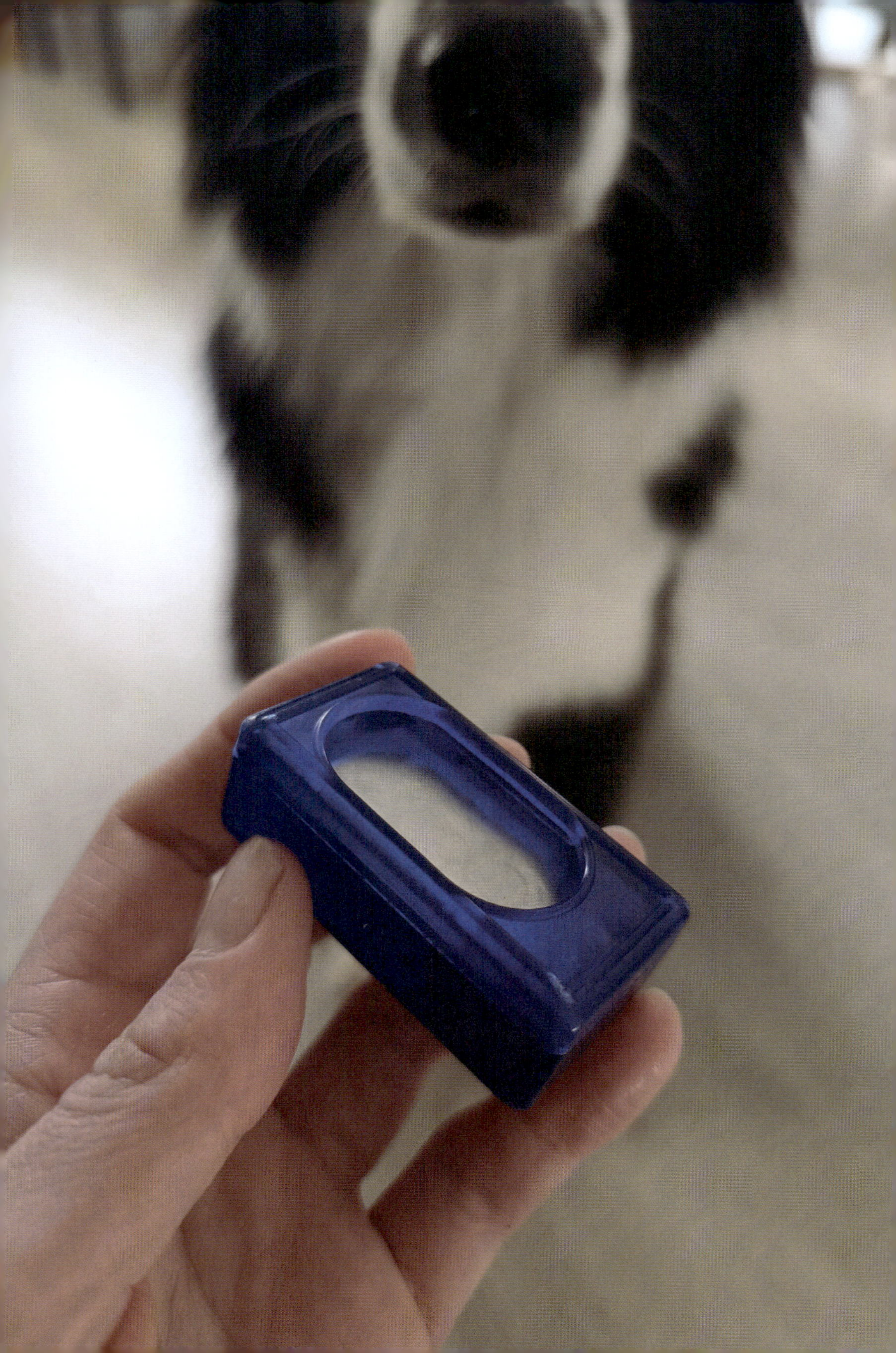

Une fois que l'animal maîtrisera un comportement à cent pour cent, on pourra alors ajouter la commande vocale. Arrêtons-nous un moment sur ce point: en Europe, on peut avoir tendance à croire que l'animal va comprendre le mot qu'on lui adresse et, par exemple, dire «assis» à son chien comme s'il était né avec assez de vocabulaire pour comprendre ce que signifie ce commandement. La plupart des gens qui entraînent leur chien appuient sur ses fesses pour qu'il s'asseye. Ils ne connaissent pas d'autres techniques qui se feraient sans forcer l'animal, sans le pousser ou sans lui faire mal.

Pour demander à son chien de s'asseoir, on prend une récompense, on la tient au-dessus de la tête de l'animal, entre ses deux yeux et on s'en rapproche doucement. L'anatomie du chien fait qu'à un moment donné, il n'aura pas d'autre choix que de s'asseoir pour continuer à suivre le mouvement de notre main entre ses yeux et pouvoir garder le contact visuel avec la friandise.

Quand le chien s'assoit, on clique, on attend deux à trois secondes et on récompense. Certains chiens vont comprendre en deux ou trois fois, pour d'autres, ça va prendre dix fois, mais le clicker donne vraiment cet accès rapide et motivant à la compréhension de la consigne. C'est donc un outil indispensable à se procurer pour éduquer son animal dans le renforcement positif et dans le bien-être. Il est léger, peu onéreux, facile à transporter et fonctionne très bien avec tous les animaux.

L'ENTRAÎNEMENT EN 3D

Que l'on décide d'utiliser ou non le clicker, une des méthodes d'entraînement les plus recommandées, toujours dans l'éducation positive et bienveillante, est la méthode des 3D, pour distance, durée et distraction.

La règle de cette méthode d'entraînement implique qu'un seul D soit travaillé à la fois. Ainsi, si on enseigne à son animal le «reste» avec de la distance, on s'éloignera de plus en plus de lui, mais sans jamais lui demander de rester de plus en plus longtemps ou le lui demander alors qu'il y a plein de distractions autour de lui. On choisira un endroit calme, isolé, sans agitation et on récompensera rapidement son animal lorsqu'il « reste ». En revanche, si l'on veut travailler la durée, on ne laissera alors aucune distance ou distraction pendant que l'on augmente petit à petit la durée du comportement désiré. L'idée générale est de mettre l'animal en situation de réussite afin de le récompenser. Il s'agit donc de veiller à avoir des attentes réalisables et d'augmenter petit à petit les exigences.

Grâce à cette méthode des 3D, tous les comportements désirés peuvent être enseignés : le rappel (le fait de rappeler son chien pour qu'il revienne vers nous), le « reste », le fixe (le fait que notre chien puisse nous regarder et maintenir son attention sur nous), la marche au pied, le *out* (on demande à son chien de s'éloigner rapidement et de sortir de la pièce), le « viens », etc.

Même si les animaux diffèrent les uns des autres, ils peuvent tous s'entraîner selon les principes du renforcement positif, puisque la motivation à recevoir une récompense est bel et bien universelle.

Pour ceux qui estiment qu'un chien doit juste « obéir et faire ce que l'humain lui demande », mettez-vous une seconde à la place de ce chien : iriez-vous travailler et obéir aux ordres de votre patron si vous ne gagniez pas votre salaire à la fin du mois ? Le salaire, la valorisation (soit le renforcement positif) et le sentiment d'accomplissement sont des *motivations essentielles* à la bonne exécution de son travail. Nous ne pouvons donc que recommander aux propriétaires d'animaux de travailler avec eux dans ce sens-là. Donnez envie à votre animal de travailler pour vous et de vous écouter, donnez-lui envie de revenir près de vous quand vous l'appelez, motivez-le, avec ce qu'il aime le plus dans la vie : manger ! (Ou jouer, dans certains cas plus rares.)

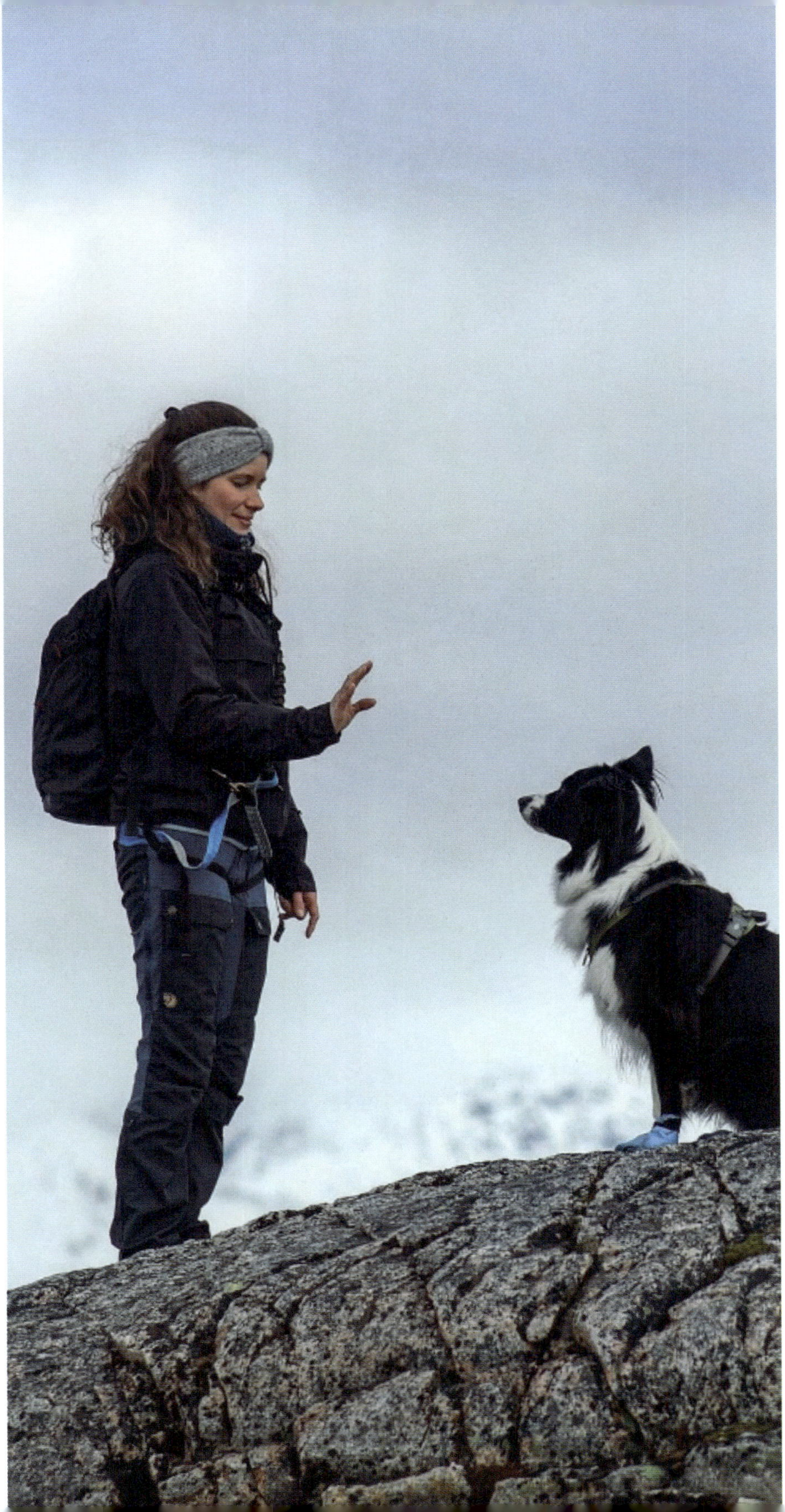

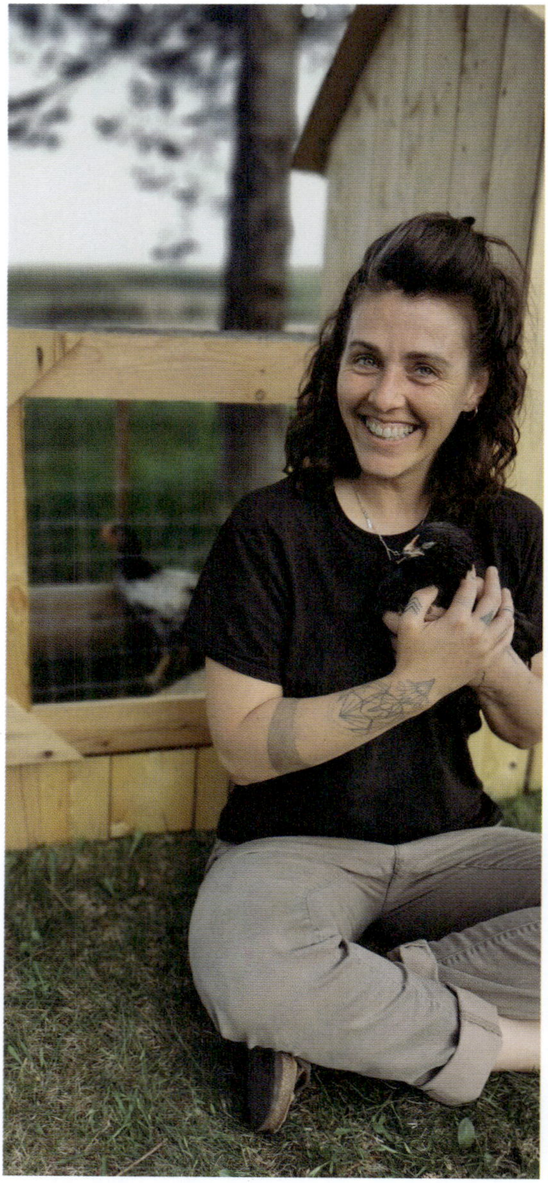

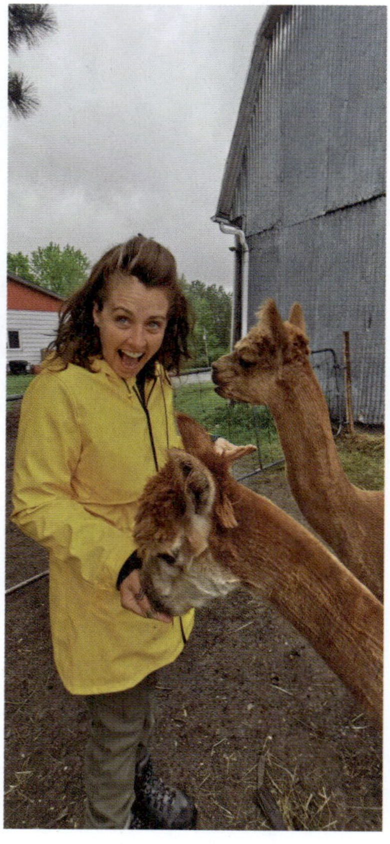

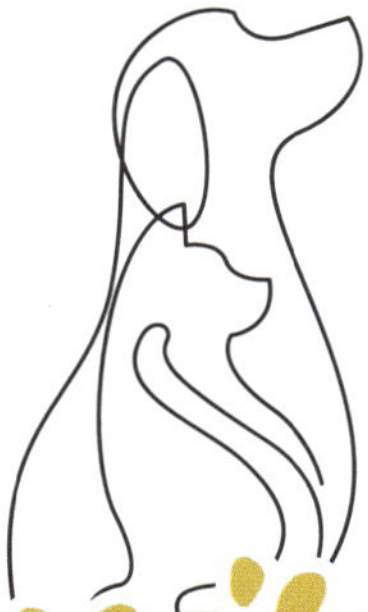

Chapitre 8

LES PATIENTÈLES AUPRÈS DESQUELLES NOUS INTERVENONS

L'association «personne âgées» et «petit chien blanc tout mignon» est très souvent l'image première qu'on peut avoir de la zoothérapie. Cependant, par expérience, ce n'est absolument pas la majorité des patients que nous suivons, avec lesquels nous évoluons. Nous travaillons auprès de personnes avec un TSA (trouble du spectre autistique), avec différents niveaux de déficience intellectuelle, avec divers troubles des apprentissages (tous les dys: dysorthographie, dyslexie, etc.), avec des troubles du comportement, des troubles de l'attachement, auprès de gens qui vivent avec le syndrome de Gilles de la Tourette, mais aussi auprès d'enfants en retard de développement, d'adultes avec des défis en santé mentale, d'adultes ou d'enfants en réadaptation physique, et bien sur les démences (Alzheimer ou Parkinson pour ne nommer que les plus connues).

Nous effectuerons un survol de ces divers syndromes ou atteintes pour que vous vous fassiez une image plus nette de ce que la zoothérapie peut venir travailler chez notre patientèle. Ce ne seront pas des définitions tirées du DSM-5[1], mais bien une vulgarisation de notre part pour que offrir une meilleure vision et surtout partager notre désir de démontrer concrètement l'application de la zoothérapie à ces patientèles.

TSA

Le sigle TSA désigne le trouble du spectre autistique, comme on l'appelait avant. Il s'agit d'un ensemble de troubles neurodéveloppementaux caractérisés par des difficultés dans la communication, les interactions sociales et des comportements répétitifs. Le terme spectre est utilisé parce que l'autisme présente une gamme étendue de symptômes et de niveaux de gravité, allant de légers à sévères. L'abréviation TSA englobe toutes les personnes qui se situent dans le spectre.

Voici quelques points clés pour comprendre le TSA.

Communication : les personnes atteintes d'un TSA peuvent présenter des déficits dans la communication, que ce soit aux niveaux verbal ou non verbal. Certaines peuvent avoir des retards de langage, des difficultés à comprendre les expressions faciales ou à utiliser le langage corporel. L'absence de langage ne signifie pas absence de communication, attention de ne pas confondre les deux.

1. Le DSM-5, édité en février 2015, est la cinquième et dernière édition du *Manuel diagnostique et statistique des troubles mentaux, et des troubles psychiatriques* (en version originale : *Diagnostic and Statistical Manual of Mental Disorders*) de l'Association américaine de psychiatrie (APA, American Psychiatric Association).

Interactions sociales : les individus avec un TSA rencontrent souvent des difficultés à établir et à maintenir des relations sociales telles qu'attendu en société. Ils peuvent avoir du mal à comprendre les codes sociaux, à interagir avec leurs pairs et à partager des émotions.

Comportements répétitifs et/ou intérêts restreints : les comportements répétitifs, tels que des mouvements stéréotypés ou la fixation sur des routines, ou un rigidité ou la persistance d'idéations font partie des caractéristiques communes du TSA. De plus, les personnes autistes peuvent développer des intérêts très spécifiques et restreints.

Spectre : le TSA englobe divers troubles, notamment le trouble autistique, le trouble Asperger, et le trouble envahissant du développement non spécifié (TED-NOS). Ces troubles partagent certaines caractéristiques, mais présentent également des différences dans leurs symptômes et leur gravité.

En zoothérapie, le besoin d'apprendre à faire semblant, à imiter et à comprendre certaines routines de la vie quotidienne peut être un excellent moteur pour certaines interventions. En voici quelques exemples.

Jeu de cache-cache avec un animal : encourager les enfants à jouer à cache-cache avec un animal comme un chien bien éduqué. Cela stimule la coordination, la patience, et offre une occasion d'interaction sociale positive.

Circuit sensoriel avec des animaux : créer un circuit sensoriel où les enfants peuvent marcher pieds nus sur des surfaces différentes, que les animaux peuvent explorer avec eux. Cela favorise la conscience sensorielle, la coordination motrice et le plaisir d'explorer ensemble.

Jeu de la correspondance avec des cartes d'animaux : concevoir un jeu de correspondance où les enfants doivent associer des cartes représentant des animaux. Une carte scotchée sur le manteau du

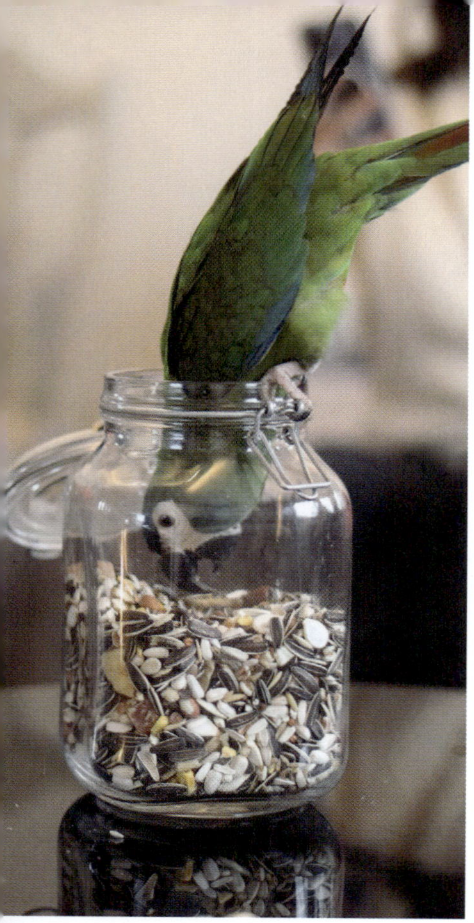

chien et l'autre sur la table. Cela encourage la concentration, la mémoire, et offre une activité structurée.

Création d'habitats avec des jouets d'animaux ou les leurs : fournir aux enfants des jouets représentant des animaux et les encourager à construire des habitats imaginaires. Cela stimule la créativité, l'expression artistique, et offre une activité de jeu symbolique. Les recréer ensuite avec l'animal partenaire présent.

Jeu de lancer avec des balles pour chiens : utiliser des balles conçues pour les chiens et organiser un jeu de lancer/attraper. Cela encourage la motricité globale, la coordination œil-main, et offre une activité physique ainsi qu'une interaction avec un animal. En nommant une catégorie, ou encore un aliment avant que le chien rapporte la balle, plusieurs objectifs peuvent également être mis sur cet acte d'apparence simple.

Atelier de brossage et de soin des animaux : inviter les enfants à participer à des séances de brossage, de soin des animaux et du bain. Cela favorise le respect, la responsabilité, et offre une occasion d'apprendre à prendre soin des autres – et de la stimulation sensorielle à la tonne !

Création d'histoires avec des animaux : encourager les enfants à créer des histoires impliquant des animaux. Cela stimule l'imagination, la narration, et offre une opportunité d'expression verbale positive.

Jeux d'équipe avec des animaux : pour sortir du jeu parallèle qui arrive souvent avec un TSA, organiser des jeux d'équipe, comme des relais, où les enfants sont jumelés avec des animaux de manière ludique. Cela favorise le travail d'équipe, la communication, et offre une expérience de collaboration.

Bien sûr, tout ce qui est scénarios sociaux, qu'il est important de travailler avec eux, se fait parfaitement en zoothérapie. De même que le travail d'intégration des pictogrammes dans les routines. Nous recommandons de faire faire les pictogrammes de zoothérapie et de les inclure dans leur cartable. Le « avant-pendant-après » est aussi très sécurisant et facile à ajouter à notre pratique.

LA DÉFICIENCE INTELLECTUELLE

La déficience intellectuelle (DI) est un état de développement intellectuel inférieur à la moyenne, associé à des limitations significatives dans le fonctionnement adaptatif. Voici quelques éléments clés liés à la déficience intellectuelle.

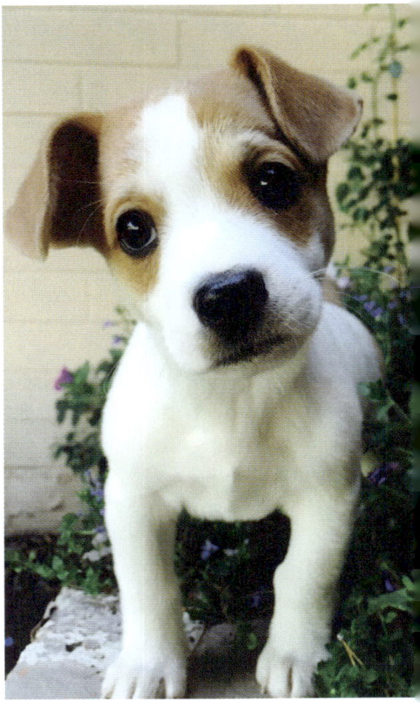

Fonctionnement intellectuel : la déficience intellectuelle est caractérisée par un fonctionnement intellectuel global inférieur à la moyenne. Cela se mesure souvent par le quotient intellectuel (QI), qui est évalué par des tests standardisés. Un QI inférieur à un seuil déterminé (généralement 70 ou 75) peut être considéré comme indicatif d'une déficience intellectuelle.

Fonctionnement adaptatif : en plus de la dimension intellectuelle, la déficience intellectuelle se caractérise par des limitations dans le fonctionnement adaptatif. Cela englobe des compétences pratiques nécessaires pour mener une vie quotidienne autonome, telles que la communication, la vie sociale, l'autonomie personnelle, et la capacité à s'adapter à différents environnements. Chacun en est atteint d'une façon qui lui est propre. Les adultes vivant avec une DI légère peuvent tout à fait avoir une vie presque autonome, vivre en appartement et avoir des enfants.

La déficience intellectuelle se manifeste généralement pendant la période de développement de l'individu, avant l'âge de 18 ans. Les premiers signes peuvent être observés au cours de l'enfance, mais le diagnostic précis peut être établi au fil du temps, en tenant compte de l'évolution du fonctionnement intellectuel et adaptatif.

Classification par niveaux de sévérité : la déficience intellectuelle peut être classée en différents niveaux de sévérité en fonction du QI et des limitations dans le fonctionnement adaptatif. Les classifications courantes incluent les catégories légère, modérée, sévère et profonde.

Toutes les personnes ayant une déficience intellectuelle sont différentes, mais certaines caractéristiques communes à plusieurs sont observables. Elles peuvent avoir de la difficulté avec :

- Le repérage dans le temps et dans l'espace.
- La mémoire à court terme.
- Le développement du langage.
- La concentration.
- Les situations de résolution de problèmes.
- Le maintien et la généralisation des stratégies nouvellement acquises.
- Les liens logiques à faire entre les éléments ou les événements.

En zoothérapie, par exemple avec un bac de billes en plastique non toxique, vous voyez ici que le sensoriel est plus qu'apprécié.

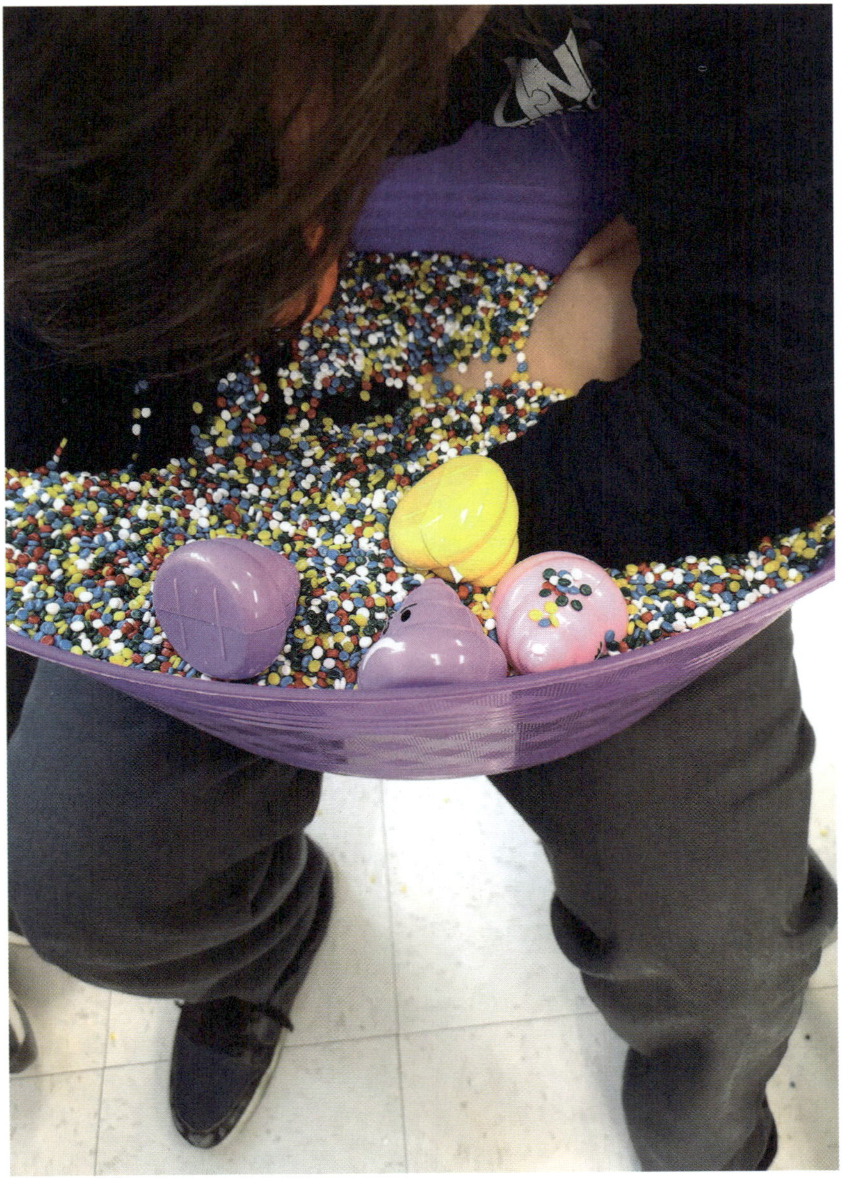

Ici avec une patientèle adolescente, le sensoriel a fonctionné à mille pour cent! Des cocos (petit œuf en plastique qui s'ouvre en deux pour qu'on y glisse des choses) avaient été cachés, dans lesquels était inscrite une consigne à faire auprès de Sissi, le cochon d'Inde.

Normalement, lorsque l'on remplit des bacs de pâtes sèches, nous leur faisons retirer leurs chaussettes pour qu'ils y plongent les pieds. Quelles réactions vives cela procure! Alors, n'y voyant pas grande différence, nous leur avons demandé de plonger les pieds aussi dans ces petites billes de plastique. Celles-ci sont beaucoup plus petites et adhèrent davantage aux pieds, donc nous avons proposé d'y plonger les mains, voire... les bras entiers! Ce fut une super intervention qui a su plaire, étant donné que chacun avait la liberté de contrôler le niveau de stimulation sensorielle souhaitée.

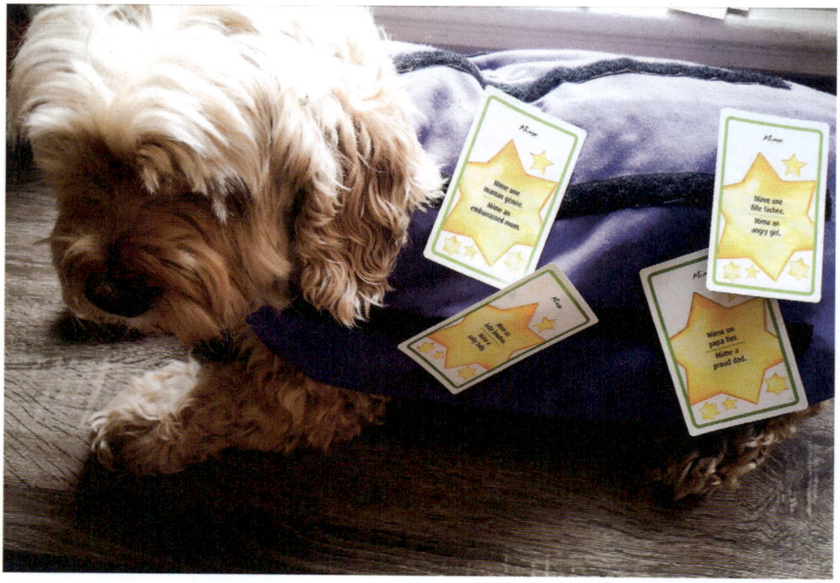

Ci-dessus, ma chienne Hermine porte son fameux (!) manteau d'intervention (vous ne pouvez pas vous passer de ce genre de manteau à bandes velcro, à confectionner soi-même) sur lequel sont accrochées des cartes du jeu des 7 familles (sur le thème des émotions) pour associer les émotions semblables (mais représentées différemment sur le visage de la maman et du bébé). Association, généralisation des apprentissages, ils ont beaucoup aimé!

On peut faire la même chose en mettant les cartes dans un sac à dos que porterait l'animal ou encore dans une boîte, ou même les faire chercher au jeune à travers la maison. Ça bouge, c'est ludique, toujours gagnant!

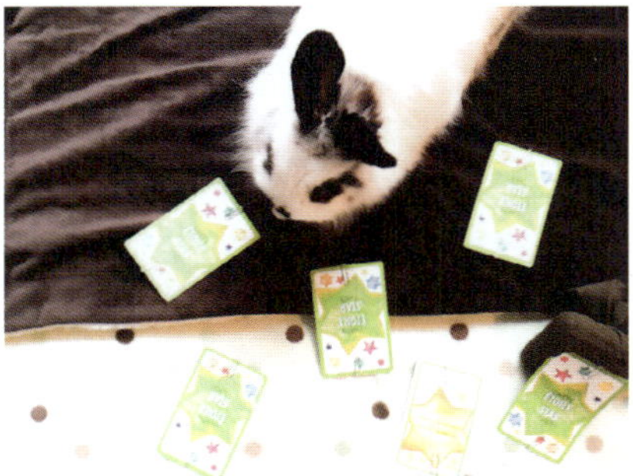

Ici, avec la belle lapine Simone, nous avons joué à la pêche dans le lac (des trombones ont été apposés sur les cartes étoiles pour les rendre aimantées). Nous avons choisi les cartes à développement, les adolescents étaient tous verbaux. Ce fut réellement surprenant, la tendresse qui fut exprimée lors de cette séance. Chacun se permettait également de suggérer des alternatives. Au lieu de répondre seul, tout le groupe désirait donner sa réponse. De beaux moments! C'est excellent également pour l'empathie, le développement d'idées, le langage, la projection dans le temps (passé/futur). L'enseignante était ravie! Oh, il faut penser à plastifier les cartes... Simone en a mangé une et certains ados avec moins de motricité en ont froissé quelques-unes.

LES TROUBLES D'APPRENTISSAGE

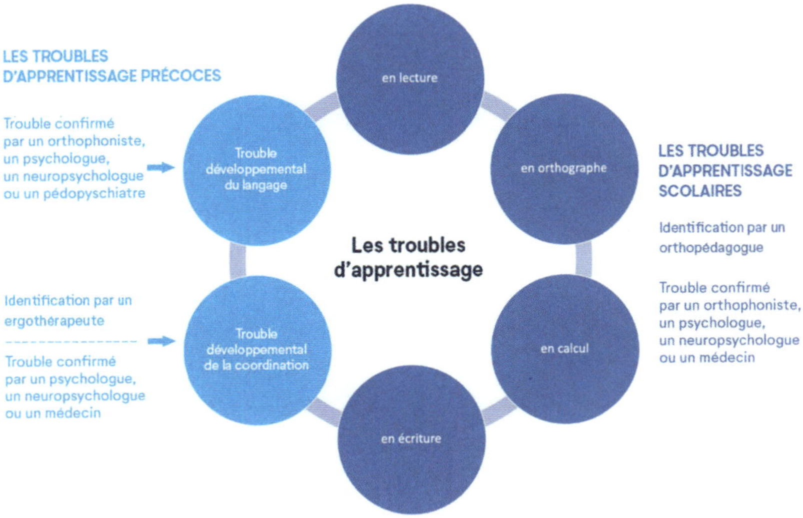

Les troubles d'apprentissage sont des troubles neurodéveloppementaux qui affectent la capacité d'une personne à acquérir, comprendre, organiser, mémoriser, ou utiliser l'information de manière efficace. Ces troubles peuvent interférer avec la réussite scolaire et les performances dans d'autres domaines de la vie quotidienne. Il est important de noter que les troubles d'apprentissage ne sont pas le résultat d'un manque d'intelligence, de motivation ou de soins, mais plutôt de différences dans la manière dont le cerveau traite l'information. Voici quelques troubles d'apprentissage courants avec leurs définitions.

Dyslexie : c'est un trouble spécifique de la lecture. Les individus dyslexiques peuvent rencontrer des difficultés à reconnaître les mots, à décoder le langage écrit et à épeler correctement.

Dyscalculie : c'est un trouble spécifique du calcul mathématique. Les personnes atteintes de dyscalculie peuvent éprouver des difficultés à comprendre les concepts mathématiques, à effectuer des opérations arithmétiques et à résoudre des problèmes mathématiques.

Dyspraxie : elle affecte la coordination motrice fine et globale. Les individus dyspraxiques peuvent avoir du mal à planifier et à exécuter des mouvements, ce qui est susceptible d'affecter diverses activités quotidiennes, telles que l'écriture, la manipulation d'objets et la coordination des mouvements.

Trouble du déficit de l'attention avec ou sans hyperactivité (TDA/H) : il peut affecter l'attention, la concentration, l'impulsivité et l'activité motrice. Les personnes atteintes de TDAH peuvent avoir du mal à rester concentrées, à s'organiser et à réguler leur comportement.

Trouble du traitement auditif : ce trouble affecte la manière dont le cerveau interprète les informations auditives, ce qui peut entraîner des difficultés à comprendre le langage oral, à suivre des instructions verbales ou à discriminer les sons.

Trouble du traitement visuel : ce trouble concerne la manière dont le cerveau interprète les informations visuelles. Les individus peuvent éprouver des difficultés dans la reconnaissance des formes, des couleurs ou dans la coordination des mouvements visuels.

Troubles du langage expressif ou réceptif : ces troubles affectent la production ou la compréhension du langage. Les personnes concernées peuvent éprouver des difficultés à s'exprimer verbalement de manière claire ou à comprendre le langage parlé.

Il existe une différence entre un trouble et un retard d'apprentissage, et il est important ici de le mentionner.

Un trouble d'apprentissage est un problème neurodéveloppemental qui affecte la manière dont une personne apprend, retient et utilise l'information. Ces troubles peuvent interférer avec la maîtrise de compétences spécifiques, telles que la lecture, l'écriture, les mathématiques, la coordination motrice, etc. Les troubles d'apprentissage sont souvent durables et peuvent persister tout au long de la vie. Ils ne sont généralement pas dus à des retards de développement général, mais plutôt à des différences dans la manière dont le cerveau traite l'information. On retrouvera par exemple la dyslexie, la dyscalculie, la dyspraxie ou le TDAH.

Un retard d'apprentissage se produit lorsque le développement d'une compétence ou d'une série de compétences est plus lent que la normale par rapport aux pairs du même âge. Les retards d'apprentissage peuvent concerner divers domaines, tels que le langage, la motricité, la cognition, etc. Les retards d'apprentissage peuvent être temporaires, et avec un soutien approprié, les individus peuvent souvent rattraper leur retard et atteindre un niveau de fonctionnement plus proche de la normale. Un enfant peut, par exemple, présenter un retard d'apprentissage dans l'acquisition du langage, ce qui signifie qu'il commence à parler plus tard que les enfants du même âge, mais avec le temps et une intervention adaptée, il peut développer ses compétences linguistiques.

En résumé, la principale différence réside dans la nature persistante des troubles d'apprentissage, qui sont souvent des problèmes durables, par opposition aux retards d'apprentissage qui peuvent être temporaires et peuvent être surmontés avec le temps et un soutien approprié. Les deux nécessitent généralement une évaluation approfondie et des interventions adaptées pour répondre aux besoins individuels.

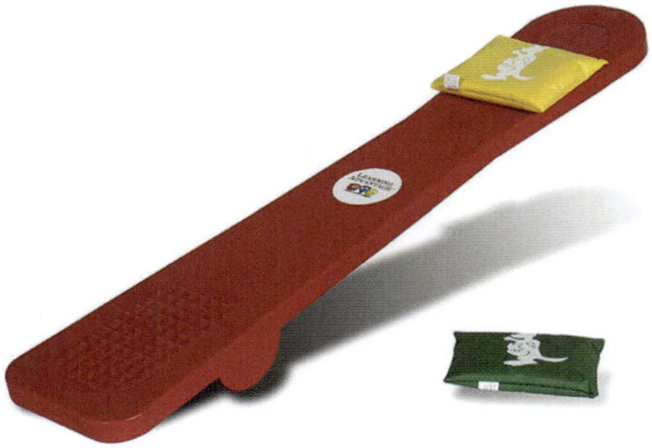

En zoothérapie, cette catapulte fait des merveilles, par exemple pour les hyperactifs. En plastique hyperrigide, qui résiste à pas mal d'ardeur, elle s'active par le pied ; mais, après, je me suis vite aperçue avec mes petits hyperactifs que tout peut se catapulter... Les gâteries pour le chien ou le chat se sont rapidement imposées également.

Sur le gazon, ce n'est toutefois pas idéal, car la catapulte s'enfonce. Malgré mes nombreux essais, les enfants ont voulu poursuivre leurs tentatives. Une saine compétition s'est installée entre eux, calculant distance et force du coup. Nous avons eu un plaisir fou et ils ont accepté de surcroît les calculs, de donner une chance aux animaux (qui parfois ne saisissaient pas où était passée la gâterie), ainsi que d'attendre leur tour, d'être un bon perdant ou un bon gagnant et ils s'encourageaient. Les cubes de glace (sucette glacée pour le lapin en période chaude) peuvent être à surveiller. Pour des raisons évidentes d'étouffement ! Les plus grands ont aussi voulu ajouter un bloc de bois pour surélever la catapulte, afin d'obtenir de meilleurs résultats. Il faut alors s'assurer de mettre nos partenaires d'intervention un peu à distance. Leur motricité globale étant à travailler, nos patients pouvaient parfois accuser une certaine maladresse lors de l'estimation de la zone d'atterrissage.

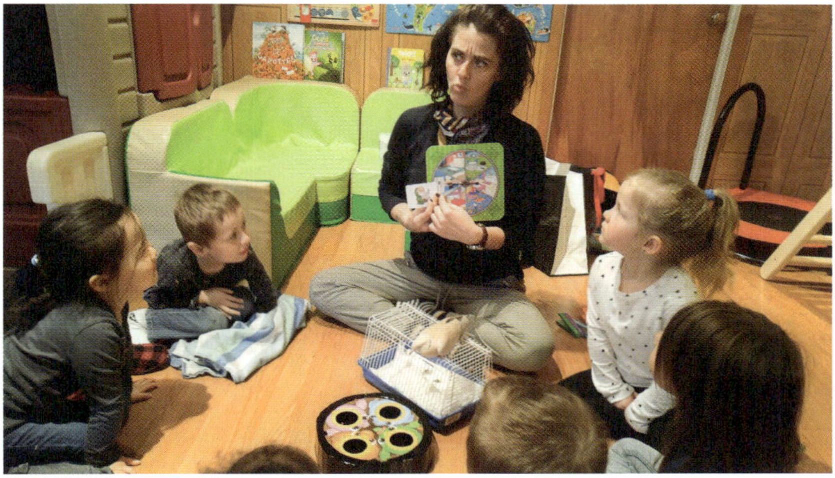

En dyspraxie et trouble du langage, nous faisons des séances de stimulation du langage avec Lou, la tourterelle rieuse (elle est un peu difficile à voir sur cette photo, mais elle se trouve sur sa cage de transport, au sol et les enfants la caressent doucement en récompense après chaque phrase). Les cartes-images du jeu du train des phrases (on allonge les phrases avec le plus de détails possible) sont placées autour d'elle, avec des récompenses sur chacune des cartes.

Lou nous indique quelle carte choisir. L'émerveillement des petits au contact de la tourterelle est sans précédent! (On appréciera mon expressivité sur cette image. J'ai combiné les cartes à un autre jeu de renforcement qui demandait de nourrir les oisillons de Lou.)

LES TROUBLES DU COMPORTEMENT

Les troubles du comportement sont caractérisés par des schémas persistants de comportements inappropriés, perturbateurs ou mal adaptés qui entraînent des difficultés significatives dans la vie quotidienne d'une personne. Ces troubles affectent souvent la capacité d'une personne à fonctionner de manière adaptative dans divers contextes, tels que la famille, l'école, le travail et la société en général.

Voici quelques points clés pour comprendre les troubles du comportement.

Nature des comportements perturbateurs : ils peuvent se manifester par des comportements agressifs, oppositionnels, impulsifs, antisociaux, ou d'autres formes de comportements inappropriés. Ils sont souvent persistants et peuvent créer des conflits avec les autres.

Durée et fréquence : pour être considérés comme relevant d'un trouble du comportement, les schémas de comportements perturbateurs doivent être persistants et se manifester sur une période prolongée. Les comportements ne sont généralement pas simplement liés à une phase de développement ou à une situation temporaire.

Impact sur le fonctionnement quotidien : les troubles du comportement ont un impact significatif sur le fonctionnement quotidien de la personne, y compris sa capacité à interagir socialement, à réussir à l'école ou au travail, et à maintenir des relations saines.

Diagnostic : le diagnostic des troubles du comportement est souvent effectué par des professionnels de la santé mentale, tels que des psychologues, des psychiatres ou des travailleurs sociaux. Il implique généralement une évaluation approfondie du comportement de la personne, de son histoire et de son contexte de vie.

Types de troubles de comportement : il existe divers types de troubles du comportement, notamment le trouble oppositionnel avec provocation (TOP), le trouble de conduite, le trouble explosif intermittent et d'autres troubles externalisés.

Causes : elles sont souvent multifactorielles et peuvent inclure des facteurs génétiques, environnementaux, sociaux et neurobiologiques. Des expériences traumatisantes, des troubles familiaux, des difficultés d'apprentissage et d'autres facteurs peuvent contribuer au développement de ces troubles.

Nous allons voir quelques exemples d'interventions dans le cas de personnes avec des troubles du comportement.

Les lapins sont souvent utilisés en zoothérapie en raison de leur nature douce et docile. Les enfants qui présentent un trouble du comportement peuvent être encouragés à interagir avec les lapins en les nourrissant, en les caressant et en participant à des activités de toilettage. Ces interactions favorisent un environnement calme et sécurisé, qui leur permet de développer la patience, la responsabilité et une connexion émotionnelle positive.

Activités structurées avec les chiens: les chiens bien entraînés peuvent être intégrés à des activités structurées, telles que des exercices d'obéissance, des jeux interactifs et des promenades. Ces activités stimulent la coordination motrice, renforcent le sens des responsabilités et enseignent des compétences sociales, comme le respect des limites et la communication non verbale.

Exercices de relaxation avec les animaux: les enfants peuvent être guidés à travers des séances de méditation ou de respiration profonde tout en étant accompagnés par des chiens ou des lapins. Cela contribue à enseigner des techniques d'auto-apaisement et à réduire le stress.

Activités de communication non verbale: pour les enfants avec des difficultés avec la communication verbale, interagir avec des animaux offre une alternative. Les lapins et les chiens réagissent aux signaux non verbaux, permettant aux enfants d'exprimer leurs émotions et de développer des compétences de communication non verbale.

Programmes structurés d'éducation à la responsabilité: la zoothérapie peut également inclure des programmes structurés d'éducation à la responsabilité, où les enfants sont impliqués dans les soins quotidiens des animaux. Cela peut impliquer la préparation des repas, le nettoyage de l'espace de vie des animaux et le suivi de leur bien-être général.

En appliquant la zoothérapie de manière adaptée, ces interactions avec les animaux peuvent contribuer significativement à l'amélioration du comportement, à la réduction de l'opposition et au renforcement des compétences émotionnelles chez les enfants confrontés à des troubles du comportement.

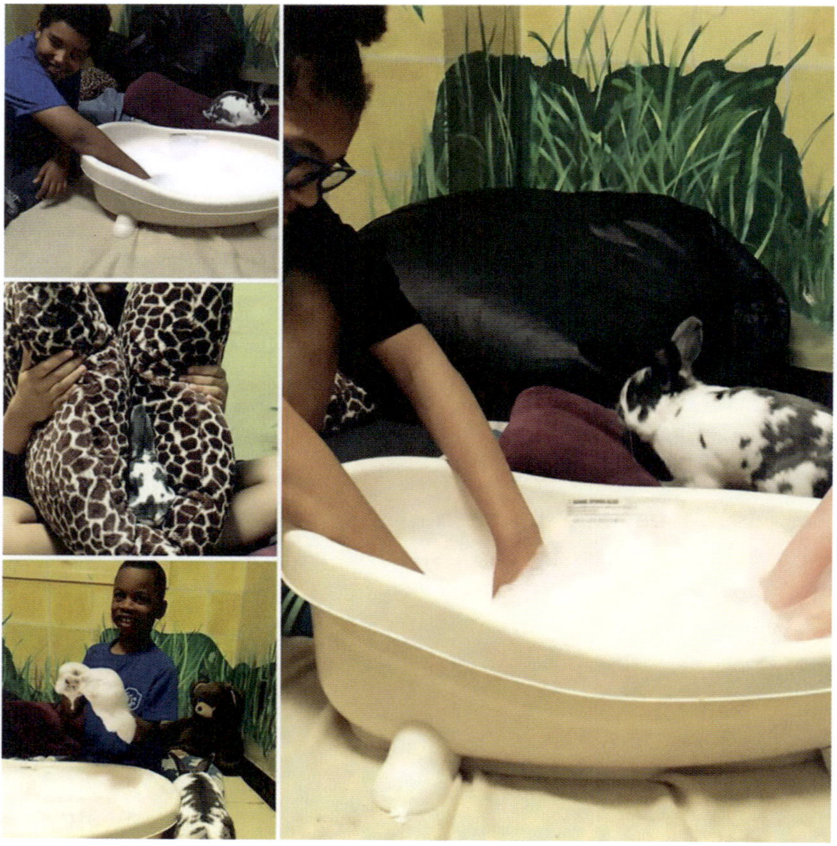

LES TROUBLES DE L'ATTACHEMENT

Le trouble de l'attachement se caractérise par des difficultés significatives dans l'établissement et le maintien de relations sociales et émotionnelles appropriées. Ce trouble peut se développer chez les enfants en raison de perturbations dans leurs expériences relationnelles, en particulier pendant les premières années de la vie. Il est généralement associé à des expériences traumatiques, à des négligences, à des abandons ou à des ruptures dans les relations primaires avec les figures d'attachement, tels que les parents ou les soignants. Voici quelques points clés pour comprendre le trouble de l'attachement.

Difficultés relationnelles : les personnes atteintes d'un trouble de l'attachement ont des difficultés à établir et à maintenir des liens émotionnels sains avec les autres. Cela peut se manifester par une méfiance envers autrui, des difficultés à partager des émotions, une réticence à être consolé ou une tendance à éviter les interactions sociales.

Origine dans l'enfance : les racines du trouble de l'attachement remontent souvent à la petite enfance, période critique pour le développement des relations d'attachement. Des expériences négatives telles que la négligence, les abus, les placements fréquents ou d'autres formes de perturbations dans les relations soignantes peuvent contribuer au développement de ce trouble.

Impact sur le développement : le trouble de l'attachement peut avoir des conséquences importantes sur le développement émotionnel, social et comportemental de l'individu. Il peut influencer la manière dont la personne interagit avec les autres, gère le stress émotionnel et établit des relations de confiance.

Types de trouble de l'attachement : il existe différentes classifications pour les troubles de l'attachement. L'une des plus connues est celle de Mary Ainsworth, qui a identifié trois types d'attachement: sécurisé, insécure-évitant et insécure-résistant. Les enfants avec un trouble de l'attachement peuvent présenter des schémas d'attachement atypiques.

Intervention précoce: une intervention précoce est souvent cruciale pour aider à atténuer les effets du trouble de l'attachement. La thérapie, en particulier la thérapie d'attachement, peut être utilisée pour aider les individus à développer des relations plus saines et à surmonter les obstacles émotionnels.

Il est important de noter que le trouble de l'attachement peut également affecter les adultes, en particulier ceux qui ont connu des expériences relationnelles difficiles pendant leur enfance.

En zoothérapie, nous avons par exemple créé un projet spécialement destiné à cette patientèle, appelé «Grandis avec Wazo». Wazo, c'est le nom du chien que nous emmenions dans une école dans laquelle nous intervenions, chaque lundi, auprès d'une dizaine d'enfants entre 5 et 10 ans ayant de graves troubles du comportement et de l'attachement, et pour qui la famille n'étaient pas un lieu sain. Ceux-ci ont été sélectionnés selon la gravité des événements qu'ils subissaient ou leur besoin émotionnel relevé en milieu scolaire. Nous leur avons proposé d'être, pendant toute l'année scolaire, les apprenants et les maîtres chien. Wazo est arrivé à 4 mois, au début de l'année, et chaque enfant a reçu une laisse d'entraînement, une veste d'entraîneur, un sac de gâteries, un clicker. Leurs yeux brillaient! Ils ont appris, au fil des semaines, à devenir l'autorité aimante, à mettre des limites, à enseigner de nouvelles choses à Wazo, de nouvelles commandes, à exprimer les comportements attendus – même s'ils l'excusaient un peu trop souvent à notre goût... Ils ont su créer des liens incroyables avec lui. Ils savaient – et c'est là le plus important– que cette relation allait se terminer en mai, avec la fin des classes, que Wazo allait partir pour le collège (en réalité retournerait à la ferme de ses propriétaires), et donc que cette relation ne pourrait pas durer. Comme un de leurs patterns, du fait de leurs divers traumatismes, est de détruire les relations qui semblent prendre fin avant la vraie fin, quelle ne fut pas notre surprise de les voir réussir cette grande et belle séparation avec tellement de maturité ! L'année suivante, Wazo a eu des bébés et les enfants me demandaient encore de ses nouvelles. Lorsque j'ai apporté un des bébés de Wazo qui lui ressemblait comme deux gouttes d'eau, ils étaient aux anges... Ce grand projet d'année fut une immense réussite et les jeunes parlaient entre eux et avec les professionnels de l'école de ce qu'ils parvenaient à faire. Ce projet a été l'une des grandes réussites des dernières années.

LE SYNDROME DE GILLES DE LA TOURETTE

Le syndrome de Gilles de la Tourette est un trouble neurologique caractérisé par des tics moteurs et vocaux récurrents et involontaires. Ces tics peuvent être simples ou complexes, et ils varient en intensité et en fréquence. Voici quelques caractéristiques clés du syndrome de Gilles de la Tourette.

Tics moteurs : ce sont des mouvements involontaires et répétitifs de différentes parties du corps. Ces mouvements peuvent inclure des clignements d'yeux, des mouvements de la tête, des secousses des épaules, des grimaces faciales ou d'autres gestes.

Tics vocaux : ce sont des paroles involontaires ou des sons, tels que des toux, des reniflements, des grognements, ou même des mots et des phrases. Certains tics vocaux peuvent être socialement gênants ou inappropriés.

Variabilité des tics : les tics peuvent changer de nature, d'intensité et de fréquence au fil du temps. Certains individus présentent des périodes où les tics sont plus prononcés, suivies de périodes de rémission relative où les symptômes diminuent.

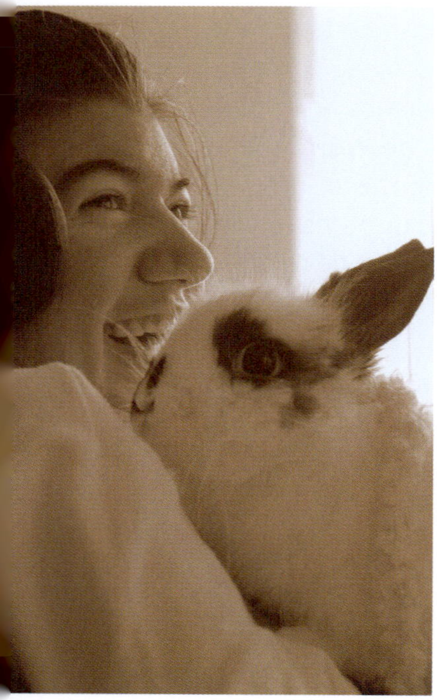

Début de l'enfance : les symptômes du syndrome de la Tourette commencent la plupart du temps pendant l'enfance, généralement entre l'âge de 2 et 15 ans. Les tics peuvent évoluer au fil du temps, et l'intensité peut diminuer à l'adolescence ou à l'âge adulte.

Association avec d'autres troubles ou comorbidité : le syndrome de la Tourette est souvent associé à d'autres troubles neurologiques ou psychiatriques, tels que le trouble déficitaire de l'attention avec ou sans hyperactivité (TDA/H) et les troubles obsessionnels-compulsifs (TOC).

Causes : les causes exactes du syndrome de la Tourette ne sont pas complètement comprises, mais il semble y avoir une composante génétique. Des anomalies dans le fonctionnement des neurotransmetteurs, en particulier la dopamine, sont également impliquées.

Il est important de noter que toutes les personnes atteintes du syndrome de la Tourette ne présentent pas nécessairement les mêmes symptômes, et la sévérité de ces derniers peut varier considérablement d'une personne à l'autre.

En zoothérapie, on peut alterner les objectifs à travailler avec des séances d'animaux yoga, en voici un exemple. Il en existe vraiment de nombreuses alternatives sur Internet.

On peut se servir de ces illustrations lorsque la concentration diminue ou lorsque le jeune exprime un besoin de bouger, de se dégourdir entre les activités. Comme activité de défoulement, cela répond absolument à leurs besoins, et il y en a toujours un pour tenter de demander au chien ou au chat de faire de même, fous rires assurés !

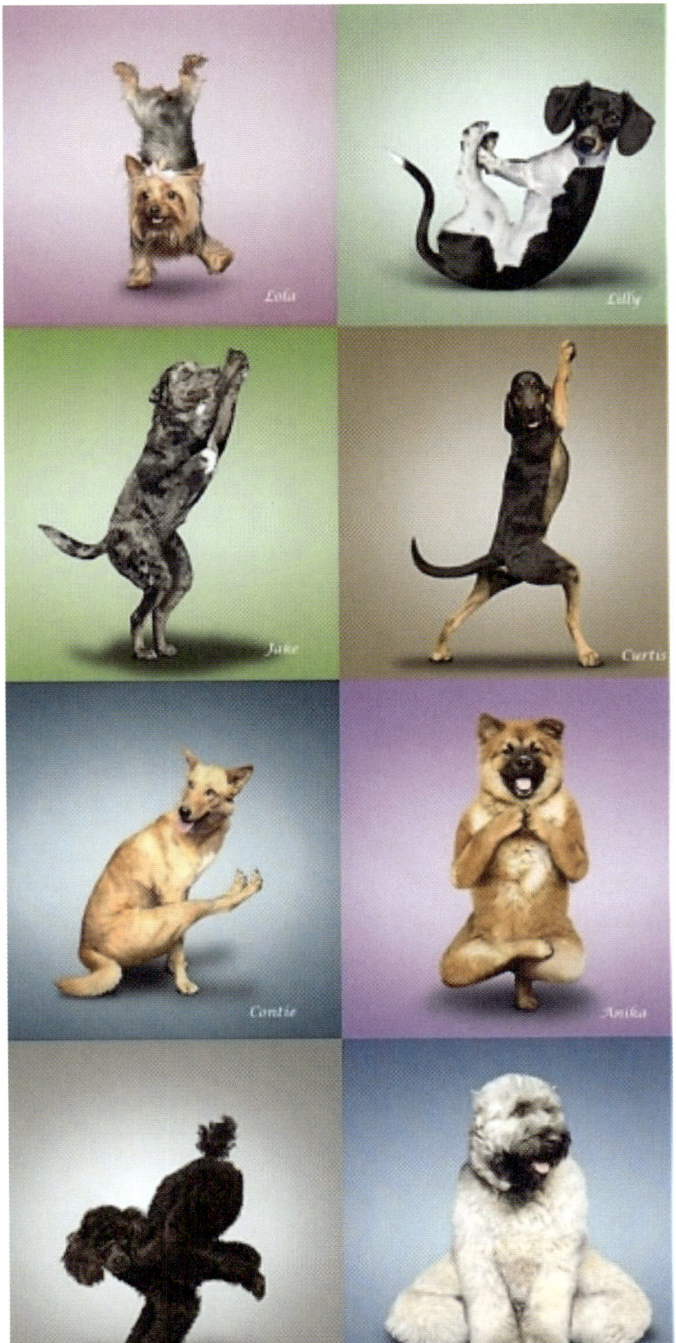
Lola
Lilly
Jake
Curtis
Contie
Anika
Bobby
Ceasar

Comme ces patients présentent souvent une grande immaturité émotionnelle, toute activité en lien avec les émotions est à privilégier. La roue de la colère, les émotions complexes, les mises en situation de conflit, l'intensité des émotions et leur expression, le rejet sont tous des objectifs à travailler. Une variété d'animaux est ici importante pour maintenir l'intérêt qui est fragile. Privilégier de sortir de la sacro-sainte table de travail, utiliser les murs, les dessous de bureau, la construction de fort, etc.

LE RETARD DE DÉVELOPPEMENT

Le retard de développement chez l'enfant se réfère à un écart significatif par rapport aux étapes typiques du développement atteintes par la plupart des enfants à un âge donné. Ce retard peut affecter divers domaines du développement : moteur, cognitif, langagier, social et émotionnel. Il peut être d'origine génétique, environnementale, ou résulter de facteurs combinés. Voici quelques aspects clés liés au retard de développement chez l'enfant.

Domaines du développement : le retard de développement peut toucher différents domaines, tels que la motricité globale (mouvements du corps), la motricité fine (coordination des petits muscles, comme ceux des mains), le langage et la communication, les compétences sociales, les compétences cognitives (comme la pensée et la résolution de problèmes) et le développement émotionnel.

Variabilité individuelle : chaque enfant se développe à son propre rythme, mais le retard de développement est généralement déterminé en comparant les compétences d'un enfant à celles d'autres enfants du même âge. Les retards peuvent être légers, modérés ou sévères, et leur impact sur le quotidien de l'enfant peut varier.

Causes possibles: les causes du retard de développement peuvent être multiples. Elles incluent des facteurs génétiques, des complications à la naissance, des problèmes médicaux, des expériences environnementales défavorables, des carences nutritionnelles, des infections, des traumatismes cérébraux ou d'autres influences qui peuvent affecter le développement.

Évaluation: le retard de développement est généralement identifié par des professionnels de la santé, tels que des pédiatres, des psychologues ou des spécialistes du développement de l'enfant. L'évaluation implique souvent des observations, des entretiens avec les parents, des tests de développement standardisés et des évaluations médicales.

Intervention précoce: l'intervention précoce est souvent cruciale pour atténuer les effets du retard de développement. Des programmes d'intervention spécialisés peuvent inclure des services de rééducation, de thérapie physique, de thérapie du langage, de thérapie occupationnelle ou d'autres formes de soutien adapté aux besoins spécifiques de l'enfant.

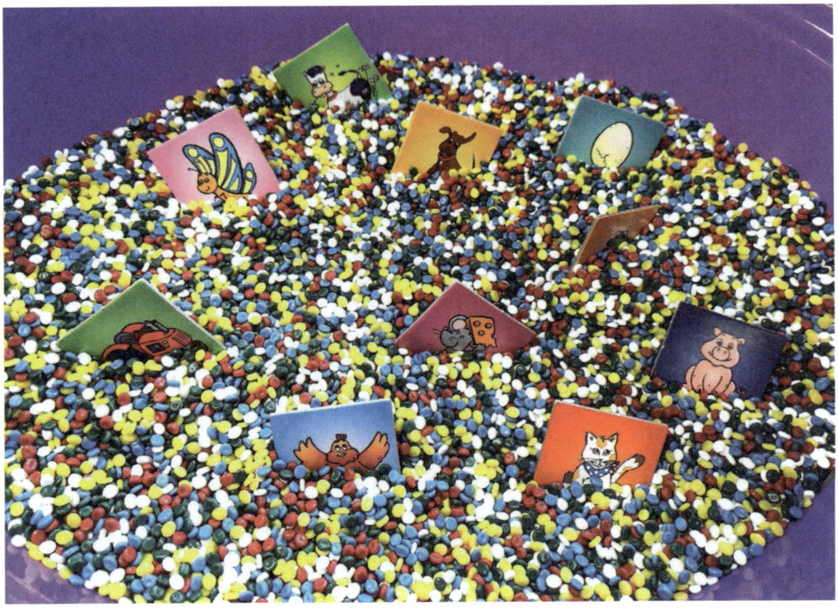

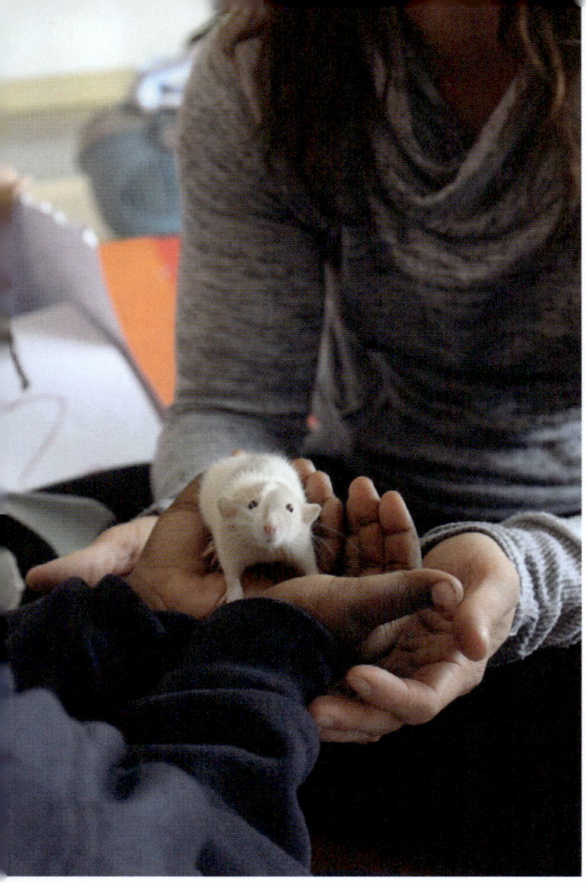

En zoothérapie, nous pouvons cacher des surprises pour le chien ou pour la poule dans ce bac de billes, et donner une consigne complexe pour que le patient pioche la bonne carte, celle que l'on tente de faire deviner.

L'animal est patient, l'enfant travaille fort, le sensoriel est stimulé et les consignes sont complexes. On pourrait, par exemple, par la suite, faire une salade pour la poule avec les ingrédients recueillis ou encore demander au chien de venir fouiller avec le patient en même temps, cela ajoute de la vitesse à l'activité et de l'amusement.

Ici, des pictogrammes d'animaux étaient cachés, que l'enfant devait trouver à force de creuser pour ensuite les catégoriser sur le manteau du chien selon qu'ils étaient des animaux de la ferme ou des animaux domestiques. Prononciation, catégorisation, sensorialité, c'est vraiment un exercice complet. Néanmoins, le matériau le plus adapté et intéressant, ce sont ces petites billes colorées. Les pétales de fleurs synthétiques créent trop d'électricité statique, les pâtes sèches créent l'envie de tout porter à sa bouche, le sable de lune colle trop sur les cartons non plastifiés... Je suis tombée amoureuse de ces petites billes multicolores.

Pour les familles, pourquoi ne pas cacher des pictogrammes de tâches à faire pour vos enfants, et les inciter à creuser dans ce faux sable ? Ou encore, pour leur faire piocher et choisir les menus ou les activités de la semaine. C'est un petit plus qui, certainement, change l'établissement des routines !

LES DÉFIS DE LA SANTÉ MENTALE

Les problèmes de santé mentale englobent un large éventail de troubles qui affectent la pensée, les émotions, le comportement et les relations. Ils peuvent avoir des causes biologiques, génétiques, environnementales ou être le résultat de combinaisons complexes de ces facteurs. Les problèmes de santé mentale affectent le bien-être émotionnel, psychologique et social d'une personne. Ils peuvent influencer la manière dont une personne pense, ressent, agit et interagit avec les autres. Ces troubles peuvent varier en termes de gravité et de durée, allant des difficultés temporaires aux troubles chroniques.

En voici quelques exemples.

- La **dépression** est un exemple courant de problèmes de santé mentale. Une personne atteinte de dépression peut éprouver une tristesse persistante, une perte d'intérêt pour les activités quotidiennes, des changements d'appétit, des troubles du sommeil et une diminution de l'énergie. Les pensées négatives peuvent également dominer l'esprit, affectant la qualité de vie globale.
- L'**anxiété** est une réaction normale au stress, mais lorsqu'elle devient excessive et envahissante, elle peut se transformer en problème de santé mentale. Les troubles anxieux peuvent se manifester par des inquiétudes constantes, des crises de panique, des phobies ou des compulsions obsessionnelles.
- Le **trouble de stress post-traumatique (TSPT)** survient après avoir vécu ou été témoin d'un événement traumatisant. Les symptômes peuvent inclure des flashbacks, des cauchemars, de l'hyperactivité, des troubles du sommeil et des sentiments d'évitement.
- Le **trouble bipolaire** est caractérisé par des sautes d'humeur extrêmes, passant de périodes d'euphorie ou d'hyperactivité à des phases de dépression. Ces changements d'humeur peuvent entraîner des conséquences significatives sur le fonctionnement quotidien.
- La **schizophrénie** est un trouble grave qui peut affecter la pensée, les émotions et les comportements. Les symptômes

peuvent inclure des hallucinations, des délires, des troubles de la pensée et des difficultés à maintenir des relations sociales.

Il est important de noter que chacun de ces troubles est unique, et les symptômes peuvent varier considérablement d'une personne à l'autre. De plus, la stigmatisation entourant les problèmes de santé mentale peut être un défi supplémentaire pour les personnes qui les vivent. L'empathie, la compréhension et la sensibilisation sont essentielles pour promouvoir un dialogue ouvert et aider à éliminer la stigmatisation associée à ces problèmes.

Nous allons raconter dans le détail une intervention de zoothérapie avec un patient adulte souffrant d'un TSPT et suivi dans un hôpital psychiatrique après avoir fait une nouvelle tentative de suicide. Sachant que certains des troubles associés pouvant apparaître chez des personnes souffrant de TSPT sont les crises d'angoisse, les réminiscences, les troubles du sommeil, l'intervention a été orientée dans ce sens avec trois objectifs de travail principaux.

1. Améliorer la capacité d'endormissement

Je prépare des bacs sensoriels avec plusieurs matériaux tels que des grains de riz, du coton, des copeaux de chanvre, des pâtes, du sable, etc. J'y cache des cocos qui contiennent des récompenses pour le lapin ou le cochon d'Inde sur un papier. Le patient doit donc plonger ses mains dans les différents bacs, trouver les cocos, les ouvrir et lire ce qui se trouve sur les papiers. Je me suis inspirée du jeu *Au lit ouistitis!* de Placote et de *Au lit!*, un kit de discussions avec plusieurs sujets/thèmes sur lesquels échanger avant d'aller dormir, mais aussi des suggestions de rituels, d'action ou de gages que l'on peut faire avant de se coucher. Je propose aussi la construction d'une cabane sécuritaire pour le lapin avec possibilité de peindre, de décorer, d'écrire en partant des besoins du lapin (« De quoi a-t-il besoin pour vivre ? Pour se sentir en sécurité ? »). Ensuite, on pose au patient les mêmes questions et il crée en réalité sa propre cabane de sécurité sous forme de T-shirt. Je lui laisse le T-shirt décoré à la fin, il peut le porter comme un pyjama, par exemple.

2. Diminution de l'anxiété et développement de techniques visant à diminuer le stress

Je propose une séance avec le yoga des animaux ou les dés de yoga[2] que le chien fait rouler. Je suggère une pose commune qui implique une connexion, mais pour être suffisamment stable et apaisé, il faut que le chien le soit aussi, et pour que le chien le soit, il faut l'être nous-mêmes.

Je propose également une initiation à la méthode TTouch[3], qui permet de réduire considérablement l'anxiété et d'améliorer la capacité de sommeil. On commence sur le chien, on apprend à lui mettre les bandages et ensuite on apprend comment se le faire à soi. Si je travaille avec le cochon d'Inde ou le lapin, j'invite à effectuer des poses de yoga où l'on peut stabiliser et soutenir l'animal, on apprend la respiration avec l'animal sur le ventre. Tout ça est également possible avec une tourterelle sur la tête ou sur l'épaule pendant ces exercices qui nous recentrent et nous permettent de nous ancrer.

3. Développer ses capacités d'attention dirigée

J'emmène mon chien et propose une séance d'éducation canine avec apprentissage de l'entraînement aux 3D (p. 75) à l'aide du clicker. Je prends le temps de partager toutes les connaissances que j'ai autour du langage canin, on observe ensemble comment le chien se comporte, quels sont ses différents signaux de peur ou de stress, mais aussi ses signaux d'apaisement, ce qui permet de l'aider à se gérer et à diminuer considérablement son stress. Lorsque j'arrive dans la phase d'entraînement avec de la distraction, je propose

---

2. Ce sont des dés dont chaque face propose une position de yoga.
3. La méthode Tellington TTouch® est bien plus qu'une méthode d'entraînement non violente pour les chiens, les chevaux et de nombreux autres animaux. Il s'agit d'un concept global qui considère et encourage tous les êtres vivants de manière individuelle. Son influence bienfaisante sur l'ensemble de l'organisme contribue à promouvoir la santé et à approfondir le lien et la confiance entre les hommes et les animaux.

de se concentrer sur un élément. J'invite le patient à aménager son environnement pour qu'il y ait le moins de distractions possible. Je propose également qu'on aménage ensemble son environnement principal, en essayant d'identifier ce qui permet de capter son attention et ce qui l'apaise, en empêchant la distraction et le fait d'être accaparé par d'autres bruits, odeurs, sons ou stimuli visuels.

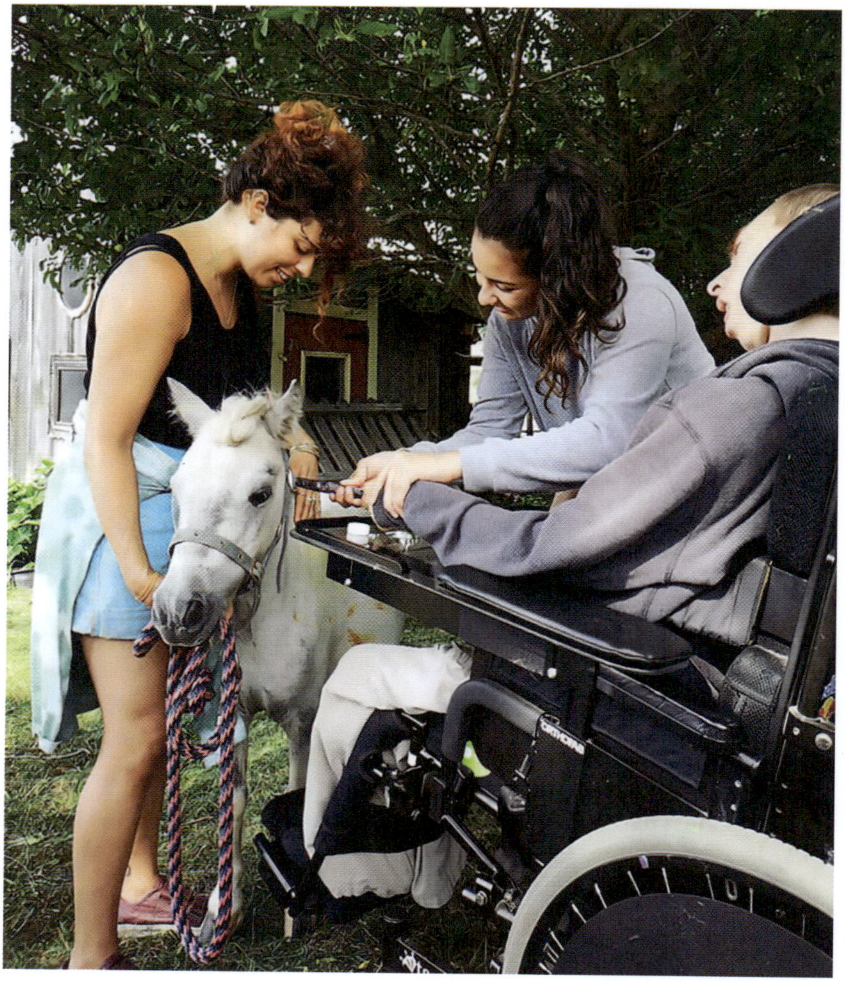

LA RÉADAPTATION PHYSIQUE

La réadaptation physique, également appelée physiothérapie ou kinésithérapie, est un domaine de la santé qui vise à restaurer, améliorer et maintenir la fonction physique et la mobilité des individus affectés par des blessures, des maladies ou des problèmes médicaux. Les professionnels de la réadaptation physique, appelés physiothérapeutes ou kinésithérapeutes, utilisent une variété de techniques et d'exercices pour aider les patients à retrouver leur indépendance fonctionnelle.

Nous allons voir quelques exemples de domaines dans lesquels la réadaptation physique est fréquemment utilisée, ainsi que des exemples plus spécifiques.

- Rééducation après une chirurgie orthopédique.
  Exemple : Un patient ayant subi une chirurgie du genou, comme une réparation du ligament croisé antérieur, pourrait suivre une réadaptation physique pour restaurer la force, la flexibilité et la stabilité de son genou.

- Rééducation après un accident vasculaire cérébral (AVC).
  Exemple : Un individu ayant subi un AVC peut bénéficier de la réadaptation physique pour améliorer la coordination, la force musculaire et la mobilité dans le but de retrouver une marche indépendante.

- Gestion de la douleur chronique.
  Exemple : Un patient souffrant de douleurs chroniques au niveau du dos peut participer à des séances de physiothérapie pour apprendre des exercices spécifiques qui peuvent soulager la tension musculaire et améliorer la fonction.

- Réhabilitation cardiaque.
  Exemple : Une personne ayant subi une chirurgie cardiaque ou souffrant de maladies cardiovasculaires peut participer à un programme de réadaptation physique pour renforcer le cœur, améliorer l'endurance et adopter un mode de vie plus sain.

- Traitement des troubles neurologiques.
  Exemple: Un patient atteint de la maladie de Parkinson peut suivre une réadaptation physique pour travailler sur l'équilibre, la coordination et la mobilité afin de gérer les symptômes de la maladie.

- Rééducation respiratoire.
  Exemple: Un individu souffrant d'une maladie pulmonaire chronique, comme la bronchopneumopathie chronique obstructive (BPCO), peut participer à des séances de physiothérapie pour améliorer la fonction respiratoire et la gestion de la respiration.

- Rééducation après des blessures sportives.
  Exemple: Un athlète ayant subi une entorse de la cheville pourrait suivre une réadaptation physique pour restaurer la force, la stabilité et la mobilité de la cheville.

La réadaptation physique est personnalisée en fonction des besoins spécifiques de chaque individu et vise à améliorer la qualité de vie en favorisant l'indépendance fonctionnelle. Les professionnels de la réadaptation travaillent en étroite collaboration avec les patients pour définir des objectifs personnalisés et mettre en place des programmes de traitement adaptés à leurs besoins uniques.

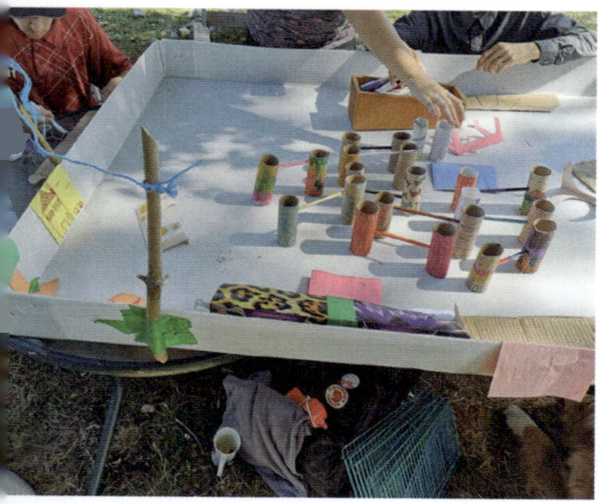

Ici nous voyons un groupe de personnes polyhandicapées, qui ont créé un parcours pour Prune, le cochon d'Inde: il y a des obstacles à sauter, d'autres sous lesquels elle doit passer, un labyrinthe pour lequel il lui faut suivre les indications... Décorer chaque morceau, choisir ensemble quelles seront les étapes, créer les montoirs à sauter, coller, couper, etc., ce sont des exercices qui étaient très difficiles pour ce groupe. Il a fallu de l'aide mais, avec de la patience, tout le monde s'est donné à cent pour cent et le parcours a pu être proposé à Prune. Un peu de nourriture ici ou là a été nécessaire pour la convaincre de passer quelques étapes, mais ici aussi, il est nécessaire de respecter votre animal. Nous ne le répéterons jamais assez : il est important d'avoir désensibilisé son animal à tout ce matériel avant de tenter de le faire en séance. Pour certaines personnes, le simple fait de tenir la récompense du chien entre leurs doigts douloureux, sujets à des tremblements ou des spasmes, est déjà un défi en soi. Pour d'autres, demander au cerveau que les doigts relâchent la balle au moment de la lancer relève d'un grand défi. Il faut bien connaître sa patientèle et être capable de voir les immenses efforts que ces patients fournissent.

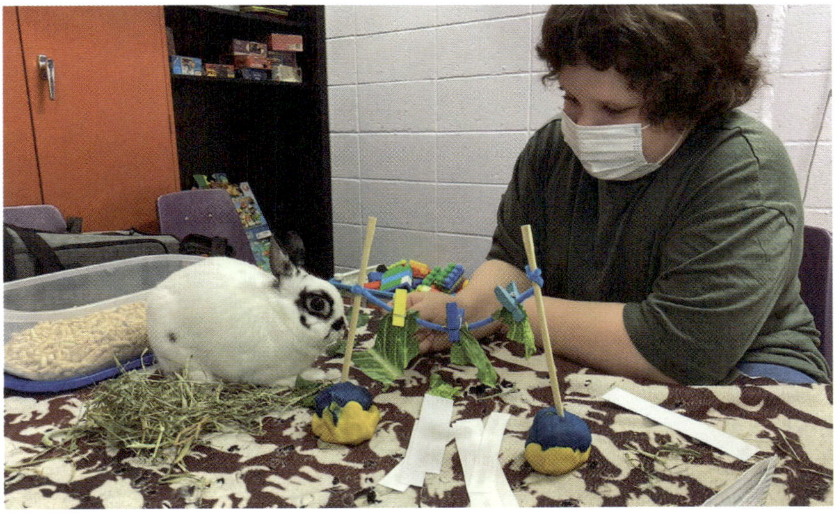

Ici, l'activité a consisté à commencer par créer une histoire simple. Puis il a fallu écrire des bouts de celle-ci sur des bandes en papier que l'on a accrochées sur la corde à linge dont les pieds sont enfoncés dans de la pâte à modeler, pour tenir (la salade sert de motivation au lapin pour venir sélectionner un bout de papier) ! La corde à linge doit être à la hauteur du lapin. Accrocher les pinces devient tout de suite plus amusant. Avec cette installation, on peut travailler la prise entre le pouce et l'index, la coordination, la structure du récit, la mémoire, etc.

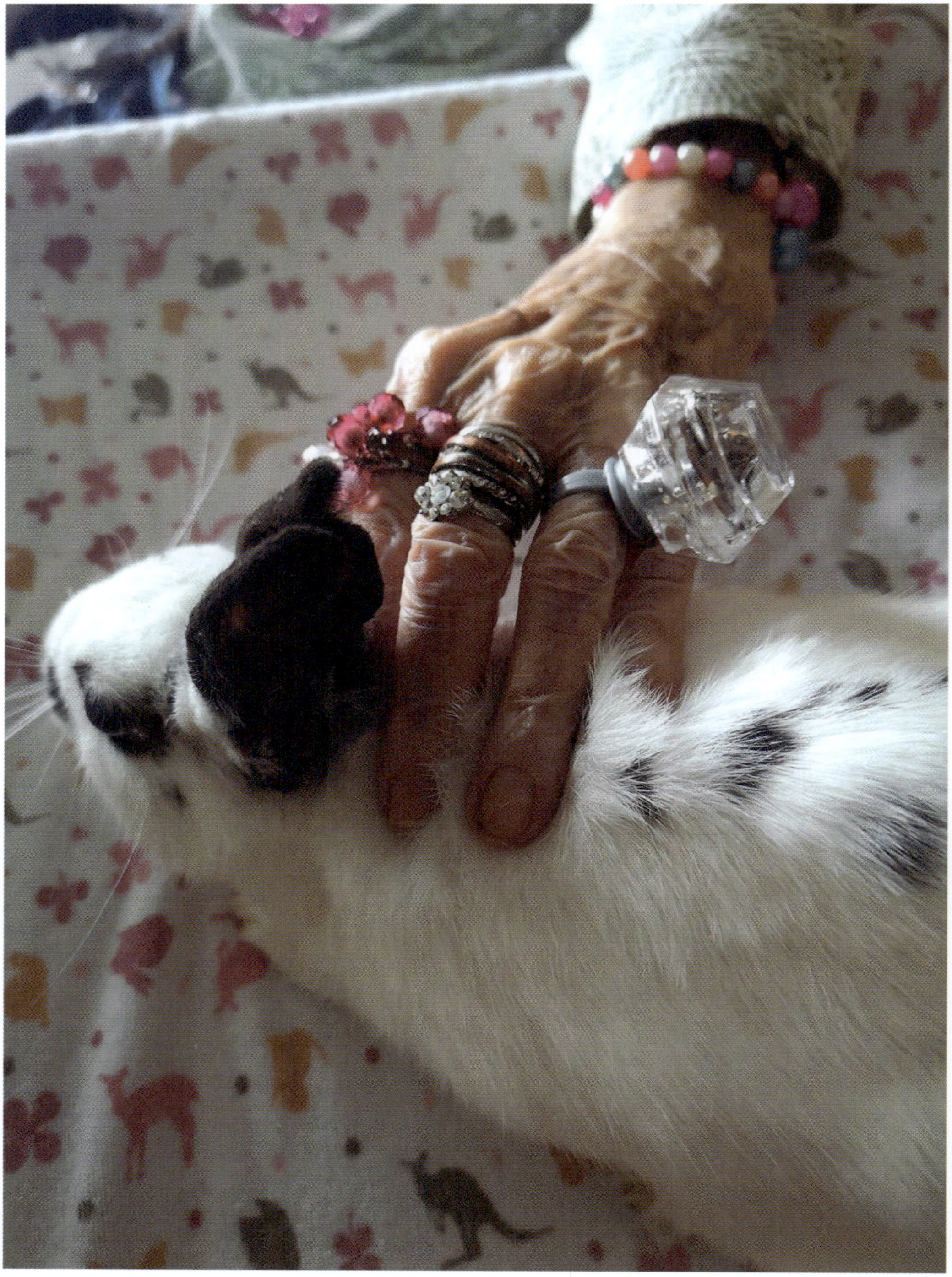

LES DÉMENCES

« Démence » est un terme général qui englobe un ensemble de troubles neurodégénératifs caractérisés par une diminution progressive des fonctions cognitives, telles que la mémoire, le raisonnement, l'orientation, la compréhension, la capacité d'apprentissage et la résolution de problèmes. Ces altérations cognitives sont suffisamment graves pour interférer avec la vie quotidienne de la personne.

La démence est un syndrome qui résulte souvent de maladies sous-jacentes, principalement des maladies neurodégénératives. Elle peut également être due à des accidents vasculaires cérébraux, à des infections du cerveau ou à d'autres causes.

Les symptômes de la démence incluent une altération de la mémoire, des troubles du langage, des difficultés de concentration, des changements dans le comportement, des problèmes d'orientation spatiale et des difficultés à accomplir des tâches quotidiennes.

Il existe plusieurs types de démence, parmi lesquels la maladie d'Alzheimer, la maladie de Parkinson, la démence à corps de Lewy, la maladie de Huntington, et d'autres.

Voyons deux exemples spécifiques.

- Maladie d'Alzheimer :
  Cause : La maladie d'Alzheimer est la forme la plus courante de démence et est caractérisée par la formation de plaques de protéines bêta-amyloïdes et de dégénérescence des neurones dans le cerveau.
  Symptômes : Perte de mémoire progressive, confusion, difficultés de communication, changements de personnalité et incapacité à effectuer des tâches quotidiennes.

- Maladie de Parkinson :
  Cause : La maladie de Parkinson est principalement associée à une diminution de la production de dopamine, un neurotransmetteur essentiel pour le contrôle des mouvements.
  Symptômes : Tremblements, raideur musculaire, lenteur des mouvements, troubles de l'équilibre et altérations cognitives telles que la démence dans les stades avancés.

Notre cerveau possède deux types de mémoire. Il y a la mémoire de ce qu'on retient à mesure que l'on apprend, qui est une mémoire *linéaire*, comme la ligne du temps. Le deuxième type de mémoire, la mémoire *émotionnelle*, ne fonctionne pas sur la ligne du temps. Cela peut expliquer des phénomènes tels que le fait de sentir une odeur et que cette odeur vous ramène vingt ans en arrière, auprès de votre grand-mère, par exemple.

ALIVE INSIDE[4]

Ce documentaire met en lumière la mémoire émotionnelle des patients atteints de la maladie d'Alzheimer. La musique, comme les arts et les animaux, s'inscrit dans cette mémoire qui défie les atteintes de la démence. (Audrey) D'ailleurs, depuis cinq ans maintenant, je planche sur la production de données concernant les effets de la zoothérapie en maintien des fonctions cognitives dans la maladie d'Alzheimer.

En zoothérapie, nous investissons beaucoup sur les activités de la vie quotidienne pour maintenir le plus possible les capacités que la personne âgée possède encore car, nous le savons, il ne sera pas ici question d'amélioration du trouble (puisque l'atteinte en soit est dégénérative) mais plutôt de maintien. On peut par exemple faire piocher aux patients dans le sac à dos du chien des mots, des débuts de phrase et ils doivent les compléter pour en faire un poème que nous lirons ensuite. Sinon, nous suivons leur routine de soins, mise en images par l'équipe soignante, et nous faisons également la toilette de l'animal présent. On fait souvent appel au chien mais, d'après notre expérience, le lapin est de loin le plus apprécié, car il peut être câliné, pris dans les bras, on peut lui chanter des berceuses, etc. Pour ce genre de démences, cet animal a l'avantage d'être beaucoup plus malléable que le chien. Mais le choix du partenaire reste libre !

Tout ce qui relève de la mémoire de travail (mémoire fonctionnelle, mémoire d'apprentissage, les mots, le multisensoriel) est de mise ici. L'animal, par sa seule présence, abaisse l'anxiété souvent présente. De

4. Michael Rossato-Bennett, *Alive Inside: A Story of Music and Memory*, 2014.

plus, du fait de leur placement en centre, les patients ont souvent dû faire le deuil de leurs propres animaux, ou bien ils ont grandi avec des animaux et on peut constater, dès l'apparition de notre partenaire de travail, que leur mémoire est encore très présente.

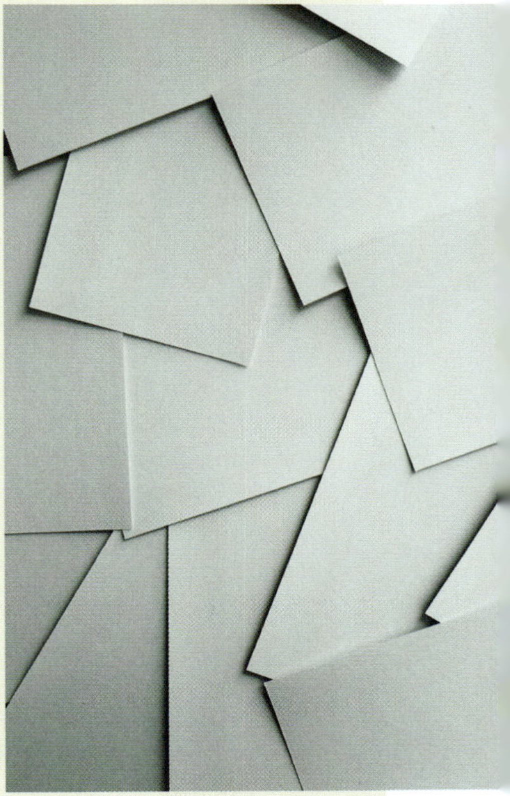

Modifier notre matériel, mettre une plume au bout d'un long bâton pour flatter l'animal, faire ressentir cette caresse sur leur bras, confectionner un coussin qui garde la chaleur pour l'animal et ainsi mettre leurs connaissances en couture à profit, tenter de dessiner l'animal qui pose, réaliser un lapin en pâte à modeler, etc., sont des techniques qui viennent stimuler les objectifs précédemment nommés. Ce n'est pas parce qu'il s'agit de personnes âgées qu'il faut que le plaisir et les folies soient écartés de notre programmation. Nous débutons toujours ce genre d'intervention avec une musique douce, on touche l'animal en respirant lentement, nous leur demandons à quel degré de confort ils se situent pour la séance, sur une échelle visuelle de 0 à 10, avec des visages qui expriment certaines émotions. Le but est et sera toujours leur confort et la douceur qu'on peut, avec notre animal, apporter dans leur quotidien. Nous recommandons de laisser sur place une photo d'eux avec l'animal qui était présent, sur un bureau, dans un cadre, de sorte que le souvenir demeure après la séance, et nous rédigeons toujours une note pour réaffirmer la prochaine visite, la date, etc., afin de les aider à se repérer dans le temps. Nous en informons également le centre pour être certaines que la plage horaire soit la meilleure pour tel patient, car il y a la médication, les soins, etc., à prendre en compte pour une période optimale. Il faut penser également à modifier nos horaires de présence, parfois on a un patient totalement différent selon l'heure de notre venue.

POLYHANDICAP PHYSIQUE ET DÉFICIENCE INTELLECTUELLE SÉVÈRE

Le polyhandicap est un problème médical complexe qui affecte plusieurs parties du corps et entraîne des difficultés sévères à la fois physiques et cognitives. Les personnes atteintes de polyhandicap ont généralement des limitations importantes dans leur capacité à bouger, à communiquer et à apprendre. Cela peut nécessiter des soins et un soutien constants pour les activités quotidiennes.

La déficience intellectuelle est, quant à elle, caractérisée par des limitations significatives dans le fonctionnement intellectuel et adaptatif. Cela signifie que les personnes atteintes de déficience intellectuelle peuvent éprouver des difficultés à comprendre des informations, à apprendre de nouvelles choses, à résoudre des problèmes et à s'adapter aux tâches quotidiennes de la vie. Les causes de la déficience intellectuelle peuvent être variées, allant de facteurs génétiques à des problèmes pendant la grossesse ou des lésions cérébrales. On classe les différents degrés de déficience intellectuelle en légère, moyenne et sévère.

(Audrey) Je voudrais parler de cette expérience de vie incroyable qu'est mon histoire avec Steve et que j'évoque souvent en formation. Steve a été un de mes premiers patients, quand j'ai commencé à être zoothérapeute. Il résidait dans l'équivalent d'un *home*, une maison pour personnes âgées. Il faut savoir qu'au Québec, quand des personnes ont plus de 18 ans, sont polyhandicapées et ont besoin de plus de trois heures de soins infirmiers par jour, comme il n'y a pas de lieu spécifique pour prendre soin d'elles, elles sont placées avec les personnes âgées, généralement dans l'étage qui leur est réservé.

Le jour où je rencontre Steve, j'ai quatre patients à cet étage à voir avant lui. Je travaille avec Coochie, un petit caniche que j'emprunte, qui est un chien de travail que j'ai sélectionné pour ces patients parce qu'il est vraiment minuscule, un caniche *toy*, comme on l'appelle. Il peut donc facilement être posé sur un lit – les polyhandicapés sont souvent alités –, il est léger et ne risque pas de leur faire mal avec son poids. Donc, j'avais vraiment sélectionné cet animal-là d'abord pour ses compétences à être un bon partenaire de zoothérapie, bien sûr, mais en particulier pour sa taille adéquate. Ce jour-là, je m'occupe de mes quatre premiers patients. Mais à mesure que j'avance et que je passe de l'un à l'autre, je croise le personnel, et une première personne me demande : « Est-ce que tu vas voir Steve, aujourd'hui ? » « Oui, j'ai Steve sur ma liste. » Je ne me pose pas de questions. Je continue ma tournée. Un peu plus tard, une autre personne me dit : « J'espère que tu ne vas pas voir Steve avec ce petit chien-là. » Et c'est ainsi tout le long de la journée.

Tout cela commence à m'inquiéter... mais j'arrive enfin dans la chambre de Steve. Il est sanglé sur son lit pour ne pas tomber. En fait, seul le haut de son corps fonctionne. Il est non verbal[5], très atteint, très handicapé physiquement, et déficient intellectuel sévère. Je pense qu'il est content d'avoir de la visite. Il sent bon, son infirmier l'a apprêté. D'ailleurs, un homme entre dans la pièce et me dit : « Moi, c'est Daniel. Je suis l'infirmier de Steve depuis douze ans. Je vais t'accompagner parce que Steve est vraiment très fort. Il peut broyer une canette de soda avec ses mains ou mordre fort. »

Je comprends alors pourquoi tout le monde s'inquiétait du fait que j'aille voir Steve « avec ce petit chien-là ». En effet, si Steve attrape le chien, il pourrait lui faire mal. On le sait, quand on a des patients qui agrippent, on leur maintient le pouce et ainsi ils sont moins en mesure de faire mal. On accompagne le mouvement pour qu'ils puissent toucher du bout des doigts l'animal. Mais avant de tenter un premier contact, je m'assure du bien-être du chien. Celui-ci est un peu nerveux, on prend notre temps, on recule, on observe. Je fais du renforcement positif avec le chien. On désensibilise les cris. C'est un chien avec qui j'ai déjà travaillé, avec d'autres patients, avant. Donc je m'assure que les cris ne sont pas des cris de frayeur ou d'inconfort. L'infirmier me dit : « Non, non, non, Steve est super content. Regarde comme il est excité. » Je décide alors de faire une première approche, juste pour me présenter à Steve. Comme il est non verbal, mon premier instinct est d'y aller avec le sensoriel : « Bonjour, Steve, je m'appelle Audrey. » Je prends sa main. Il se tourne alors vers moi

5. Une personne non verbale n'utilise pas les mots pour se faire comprendre, mais peut tout à fait communiquer d'autres façons, aidée par des pictogrammes, un tableau de communication ou des sons et des gestes.

pour me regarder avec son œil valide. Il m'observe. Je m'approche parce que je ne sais pas à quelle distance il voit bien. Je décide de lui montrer mon petit caniche noir. L'infirmier tient le bras de Steve pour prévenir tout geste malheureux. J'approche le chien de son visage. Steve le voit et le fixe. Je le lui présente: «Il s'appelle Coochie. Nous allons venir te voir régulièrement.» Je prends la main de Steve, je la mets sur mon visage, puis sur ma main et enfin on fait une première caresse accompagnée au chien.

Je nous sens observés. Je me retourne et il y a à peu près dix infirmières dans le cadre de la porte. Elles sont toutes abasourdies que Steve n'ait pas broyé le chien et qu'il réagisse si bien. Je reste concentrée, dans ma bulle, occupée à créer cette synergie triangulaire entre Steve, Coochie et moi. Je suis super connectée avec Steve. Je veux être sûre de vraiment bien observer tous les signaux pour apprendre à le décoder étant donné qu'il est, je le répète, non verbal. Je suis également connectée avec mon chien, car je veux que tout se passe bien, et j'écoute les informations que me donne l'infirmier. J'entends vaguement qu'une infirmière parle derrière moi. Elle répète deux, trois fois. Je finis par comprendre qu'elle me parle. Je lui demande: «Pardon, est-ce que vous me parlez?» Elle me répond: «Ce n'est pas drôle.» «De quoi parlez-vous exactement?» Je pensais qu'elle jugeait ce que j'étais en train de faire. Elle me dit alors: «Ce n'est pas drôle. Cet enfant-là, il est normal. C'est son père qui l'a rendu comme ça.» Là, je dis: «OK, ça suffit.» J'ai levé le ton pour que les infirmières partent et me laissent travailler et arrêtent de nous observer comme si elles étaient au spectacle. Mais je retiens qu'en effet, Steve est sûrement né sans aucun souci particulier et qu'il a été victime de la maltraitance de son père.

J'ai rendu visite à Steve toutes les semaines pendant presque deux ans et demi. Il ne pouvait pas participer aux thérapies proposées par l'établissement, car il était très fort, très agité et trop violent. Mais en zoothérapie, on faisait des progrès absolument extraordinaires. À un moment donné, Steve a compris que ma main donnait des gâteries au chien pour le récompenser. Il a pris ma main, il se l'est mise dans la bouche. Là, je me suis dit: «On a quelque chose.» Il a saisi que je récompensais le chien, qu'il y avait un effet et une cause. Alors que tout le reste du personnel pensait:

« Il n'y a rien à faire. » Le chien pouvait se promener librement sur son lit, il n'y avait plus de danger. Les gestes étaient adéquats. On a travaillé longtemps et toujours de manière à ce que le bien-être de l'animal, qui est primordial, soit assuré.

À partir du moment où j'ai su que j'avais une réelle communication, qu'il y avait une réelle compréhension de sa part, on a instauré le «*houuuu*». Chaque fois que je faisais ce son-là, il caressait doucement le chien avec un doigt. C'était absolument extraordinaire, les avancées qu'on a faites avec Steve. Et donc, au fil du temps, j'en arrive à ouvrir ma première clinique privée, à quarante minutes de Montréal. Là, dans mon cœur, je sais qu'il est hors de question que j'ouvre ma première clinique de zoothérapie sans lui. Or cela faisait douze ans que Steve n'était pas sorti de son centre. Il faut également savoir qu'un transport adapté est nécessaire pour déplacer ce genre de patient, parce qu'il y a un gros fauteuil et ce n'est pas simple. Mais aussi, chaque transport adapté a sa circonférence, sa circonscription qu'il dessert. Finalement, à force de pleurer, de gueuler, d'écrire, de demander, ça a pris trois voyages de transport adapté différents et deux heures et demie pour emmener Steve, ses affaires et le matériel nécessaire, mais il était présent lors de l'ouverture de ma première clinique avec son infirmier Daniel. Nous voici :

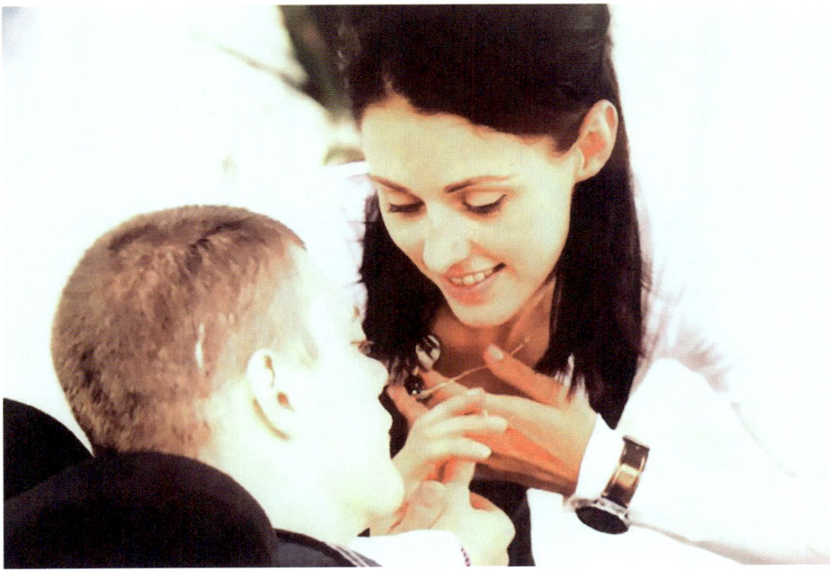

MICROGRADUER SES OBJECTIFS

Quand on est intervenant ou spécialiste, si un objectif n'est pas atteignable, c'est que nous devons revoir notre façon de micrograduer cet objectif. Il nous faut étudier comment le découper en plus petites bouchées pour que le patient soit en situation de réussite, mais travaille également fort. Voici quelques suggestions de micrograduation que l'on peut rencontrer dans des situations précises en zoothérapie.

ENFANT DE 4 ANS ET DEMI, OBJECTIF : Augmenter le nombre de mots du vocabulaire et allonger les phrases

Un enfant de cet âge a en moyenne un vocabulaire d'environ deux mille mots et, en général, sait faire des phrases de cinq ou six mots. On peut donc s'attendre à recevoir comme patient un enfant dont les phrases sont plus courtes et qui réutilise souvent les mêmes mots, avec un nombre assez bas de qualificatifs. Il faut d'abord valider le nombre de mots que contiennent ses phrases courantes « spontanées » (dans la vie de tous les jours, en opposition à une intervention encadrée).

De simples activités de routine permettent aisément de vérifier le tout. On peut s'aider de supports visuels, comme un chien qui fait un parcours et doit passer dans un tunnel. On demande à l'enfant de piocher un picto dans le sac à dos du chien. Disons, par exemple, que l'image représente une belle pomme rouge dans une boîte bleue. On demande à l'enfant de décrire ce qu'il voit. Réponse : « une pomme rouge » ou « une pomme et une boîte ». On lui demande ensuite d'ajouter plus de détails (en donnant un exemple verbal de ce qui est attendu), comme : une pomme rouge, petite, dans une grosse boîte bleue (OK, ça fait beaucoup, là !). Pour chaque ajout de qualificatif, l'enfant pourra lancer la balle au chien ou ajouter le nombre de gâteries à donner selon le nombre de réponses données. Stimulante et amusante, cette méthode fonctionne très rapidement.

S'il apparaît que c'est l'ignorance de ces mots qui est en cause, on peut suggérer quelques réponses possibles et l'enfant choisit celle qu'il préfère. Pour cet âge, il est normal que les mots avec gr, tr, pl, cl (contraction de consonnes) soient encore difficiles. Il faut rester concentré sur l'objectif, qui est ici d'augmenter le vocabulaire et le nombre de mots dans les phrases. Il faudra peut-être valider ses connaissances des concepts comme petit/grand, rond, long, les couleurs, les formes, etc. Ce sont des connaissances essentielles à acquérir avant de jouer avec elles dans des phrases.

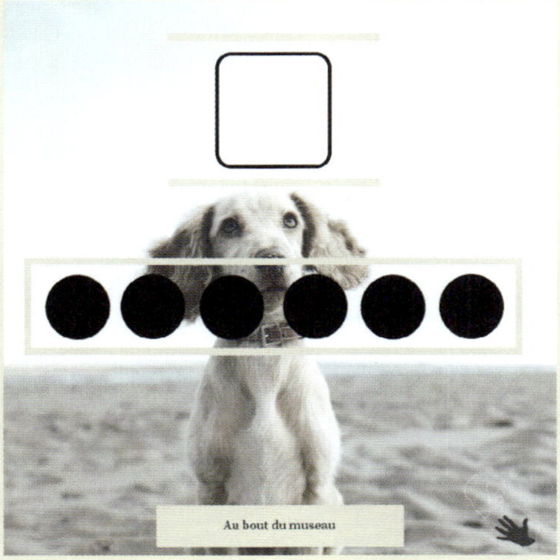

Autre astuce qui fonctionne très bien: donner en visuel le nombre de réponses attendues des descriptions à faire. Le picto choisi va être placé dans l'encadré en haut de l'illustration. Poursuivons avec l'exemple de la pomme rouge dans une boîte bleue. Le nombre de ronds noirs correspond au nombre de réponses demandées pour la construction de la phrase. L'enfant pousse ou touche chaque rond noir lorsqu'il dit les mots de sa phrase, ou encore y dépose une gâterie pour l'animal présent. On peut imprimer ce carton en grand format et le coller au mur; ça rend le tout encore plus ludique et ça permet de bouger encore plus.

En micrograduant à l'aide des concepts dedans/dehors, gros/petit, etc. vous vous assurez que l'enfant maîtrise assez bien ces notions pour les utiliser ensuite dans des phrases plus longues, et en augmentant le nombre de réponses attendues dans la phrase à construire, on s'assure que l'enfant augmente la longueur de ses phrases en devant utiliser plus de mots de vocabulaire. En variant les pictos, en ajoutant des images ou des objets inconnus, l'enfant développera de nouveaux mots.

ENFANT AVEC UNE TRISOMIE 21, OBJECTIF :
motricité globale et fine

Parce que les enfants atteints d'une trisomie ont souvent de gros défis liés à la motricité globale et fine (souvent, les mains et les doigts sont plus courts), il n'est pas rare qu'ils aient déjà travaillé ces objectifs en ergothérapie. Il sera intéressant de les poursuivre en zoothérapie. Bien que la plupart de nos interventions travaillent d'ores et déjà la motricité globale, une attention particulière devra être déployée pour la trisomie 21. Il faut se reporter à l'évaluation d'ergothérapie pour savoir où se situe l'enfant dans son développement, pour bien cibler ou amorcer le travail selon ses capacités actuelles et selon ce que l'ergothérapeute a jugé prioritaire au dossier.

Il sera important de veiller particulièrement à la sécurité de l'enfant, tant dans les manipulations des animaux que lors des parcours, puisqu'ils ont une diminution importante dans leur rapport sensoriel à leur environnement, ce qui peut les mettre en situation de danger ou de maladresse importante. Quand on fait des planifications d'intervention, chaque activité doit inclure du sensoriel, du moteur et du développement cognitif. C'est ce qu'on appelle le « parcours multi ».

Parcours multi

Voici quelques outils que j'intègre dans mon parcours multi et leur usage. Tous les zoothérapeutes ne possèdent pas ce genre de matériel, mais il est utile pour cette patientèle.

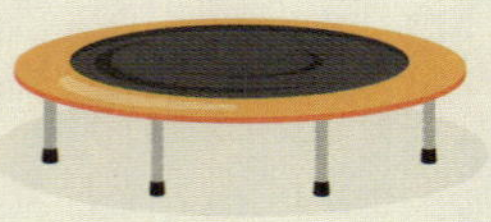
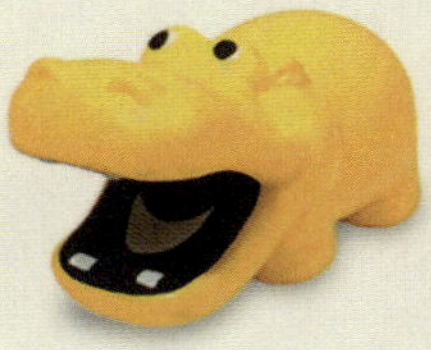
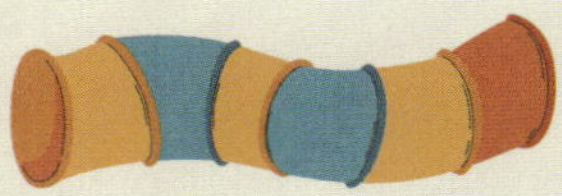

Coquilles d'équilibre Bilibo, grosse pince pour ramasser des balles ou autres objets, trampoline, petits et grands tunnels avec couleurs et textures différentes, mais aussi des pierres de rivière, le hérisson d'équilibre, différents élastiques de résistance, différentes plaques tactiles, etc.

Entre les différentes étapes du parcours, je demande à l'enfant (qui est aidé par des images) de produire ou de reproduire un son, d'imiter un mouvement, d'assembler deux images qui ont un lien entre elles, de faire X sauts, plus loin, de faire des sauts sur un seul pied, ou de se faire tourner dans la coquille d'équilibre X fois.

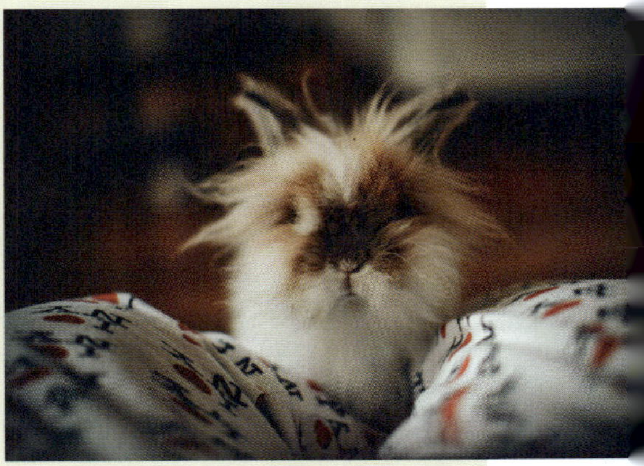

Les grosses pinces, souvent en forme d'animaux, permettent de renforcer les muscles des mains et des pouces, et rendent le transport de balles ou d'objets plus ludique. Peu importe l'animal choisi, elles sont faciles à intégrer dans ce genre de parcours. On peut également diffuser un court extrait de musique pendant lequel l'enfant va faire des bisous au lapin qui, pendant le temps de notre parcours au sol, fait lui aussi son parcours sur la table ou en parallèle.

Parfois, c'est le lapin qui, faisant son propre parcours, nous indique par quelle étape commencer. Bien entendu, il faut avoir désensibilisé l'animal qui nous accompagne avant de lui faire faire ce genre de parcours. Il est également possible d'intégrer quelques instruments de musique dans un bac lors d'une des étapes, et de faire rouler des dés pour savoir combien de coups de tambour il faut donner avant de passer à la prochaine étape. Tant de coups de tambour, tant de caresses au chien pour l'encourager à poursuivre lui aussi...

Pour graduer ce genre de parcours, il faut commencer par une seule de ces sections, et bien présenter ce que l'objet du parcours peut offrir comme possibilités. Il est intéressant de laisser l'enfant explorer et improviser également, on est souvent surpris par leur grande créativité. En fonction de son âge, il faut s'assurer que les objets tiennent bien en place. Sinon, ils auront tendance à voler de part et d'autre, or il faut toujours penser à la sécurité de l'animal.

Ensuite, lorsque les apprentissages des diverses étapes du parcours multi seront acquis, il sera possible de permettre à l'enfant de choisir lui-même l'ordre du parcours, ou quelle partie il souhaite faire en activité récompense. Les tableaux de communication s'y prêtent également très bien, certains ergothérapeutes ayant déjà mis les pictogrammes de zoothérapie dans le tableau de communication interactif (pour qu'ils puissent communiquer grâce à cet outil) de bon nombre de ce genre d'activités.

Comme ce type de parcours est exigeant pour l'enfant, il faut penser à commencer par des défis que celui-ci pourra aisément réaliser entre les sections du parcours. Quand on augmente la difficulté des défis, il faut se souvenir de garder le parcours connu. Lorsque les défis seront plus faciles pour lui, on pourra augmenter la demande sensorielle et motrice du parcours.

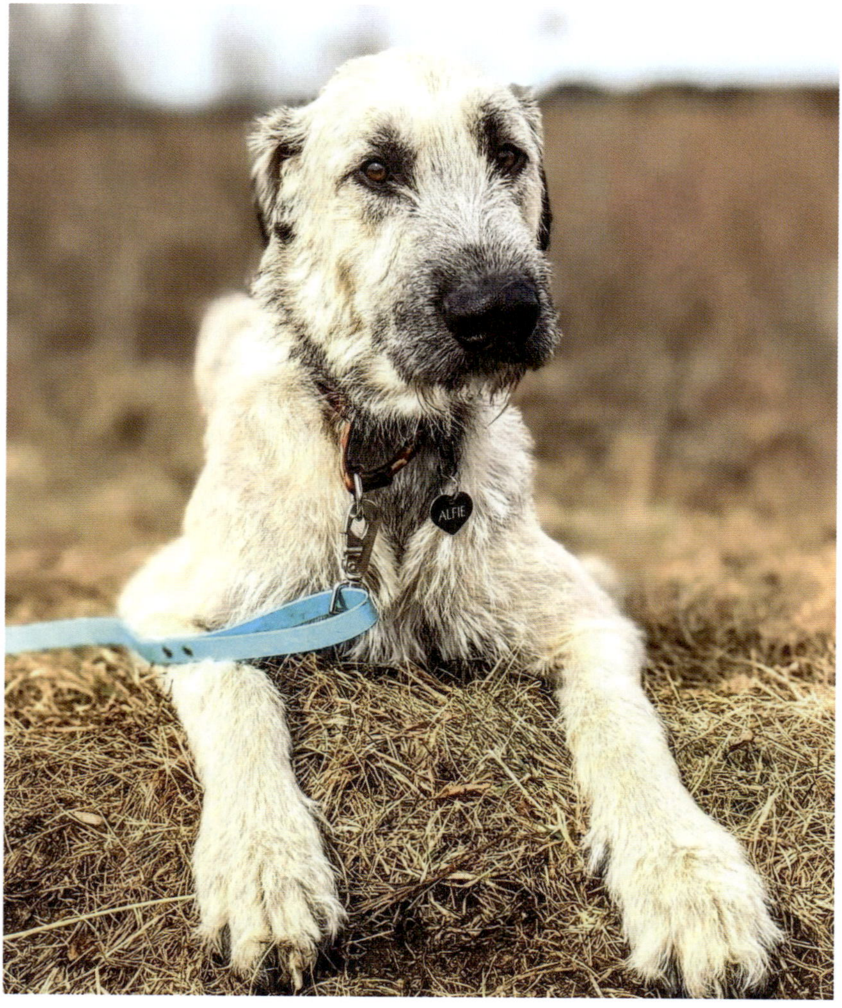

ENFANT DE 9 ANS, OBJECTIF : organisation spatiale, consignes complexes et compétences visuelles perceptuelles

Nous intervenons avec Mimi, le chat. Des photos de Mimi à la fenêtre, sur son tapis, avec son jouet souris et avec un bébé chat en peluche sont accrochées au mur. Des noms d'objets connus du jeune (qu'il a déjà vus en intervention) y sont également inscrits. Aidé d'un pointeur, l'enfant devra désigner les éléments dans l'ordre de la séquence que je lui demande.

Les séquences et défis sont représentés comme sur l'image ci-dessous.

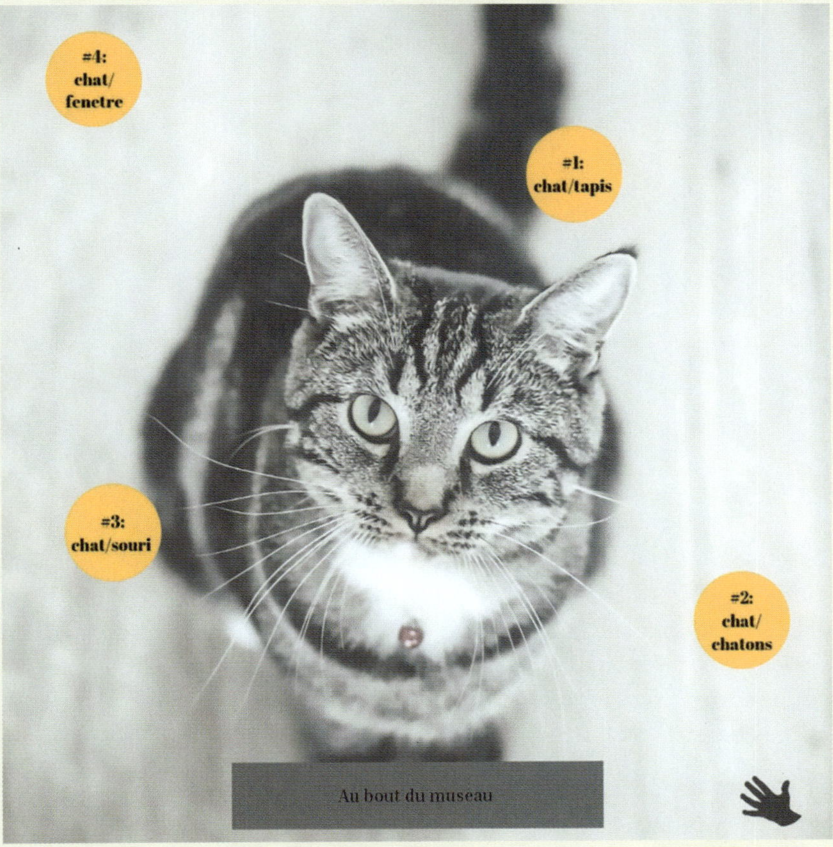

En sautant sur le minitrampoline (ce qui ajoute une difficulté et permet d'apprendre et de travailler en bougeant), il doit mémoriser la séquence visuelle demandée, retenir ce qui vient en 1, en 2, etc. Il doit les pointer dans le bon ordre. Le chat devra écouter et taper l'image pointée. Nos animaux en zoothérapie sont entraînés pour exécuter ce genre de chose ! Nous nous assurons de gérer le clicker pour indiquer à Mimi ce qui est demandé (le jeune en a déjà plein son assiette avec cela !).

Comme ce défi représente beaucoup de travail en une exécution, il faut commencer par le faire sans le trampoline, qui sera ajouté lorsque le jeune maîtrisera l'étape précédente. Quatre étapes, c'est également très complexe… on peut démarrer avec deux. Il est aussi conseillé de faire plusieurs mélanges d'images.

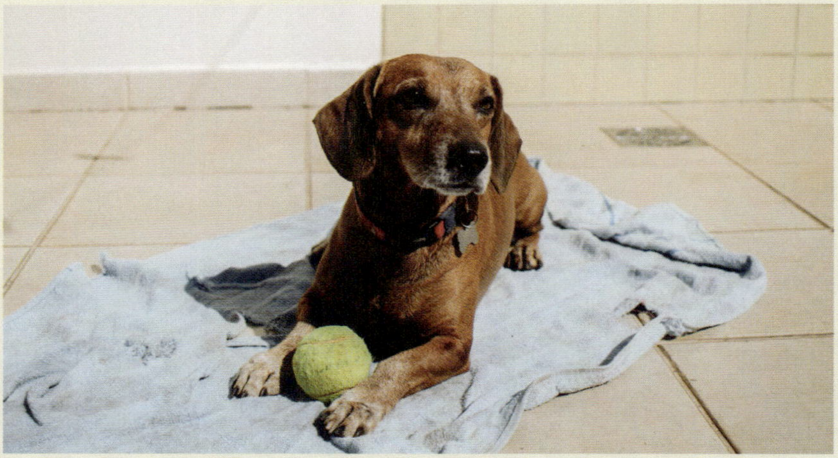

Le jeune doit développer une méthode de balayage visuel pour parvenir à être efficace et ordonné dans sa recherche visuelle de réponses, ce qui est essentiel en milieu scolaire. Il doit également affiner sa discrimination visuelle. Une méthode simple peut être de toujours faire un tour complet sur soi, de sorte à voir tous les murs pour s'assurer de repérer toutes les images collées dessus.

Être capable de suivre des consignes verbales complexes, pour le diriger dans son organisation spatiale, peut également être un grand défi. Si on donne comme consigne de pointer en séquence (comme l'image, dans l'exemple précédent), il ne faut pas donner de consignes verbales en plus ! Cela rendrait le défi trop difficile. C'est un défi complexe de séquence ou un défi complexe en verbal, pas les deux, ou du moins, pas au début.

Pour la mémoire séquentielle, on peut observer longuement les images que l'on collera au mur, les poser en ordre sur la table ou au sol, et le jeune doit les mémoriser, de sorte que si on en retire une, il saura s'il s'agit du chat à la fenêtre ou du chat avec sa peluche. Il sera plus facile par la suite, une fois les images au mur, de mémoriser des séquences à plusieurs localités dans l'espace. Il faut toujours penser à prendre deux ou trois images au départ, pas plus.

En résumé, bien connaître les acquis nécessaires à l'accomplissement d'une tâche rendra nos interventions profitables. On saura déjà ce que le jeune a besoin de savoir pour passer à l'étape suivante. Ce n'est pas acquis ? Parfait ! On sait ce sur quoi il faut plancher en premier lieu. Il n'y a pas de petites victoires.

Il faut également utiliser l'espace au complet, les murs, le mobilier, les dessous de table, les fenêtres pour permettre au jeune de réellement s'amuser et de comprendre totalement son environnement, ainsi que de généraliser les apprentissages, c'est la clé !

Dans nos grands élans de créativité et d'excitation, il ne faut pas oublier de toujours faire un travail en amont avec notre animal,

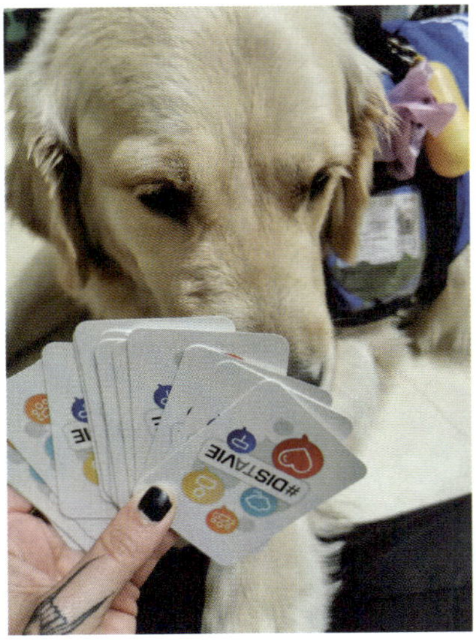

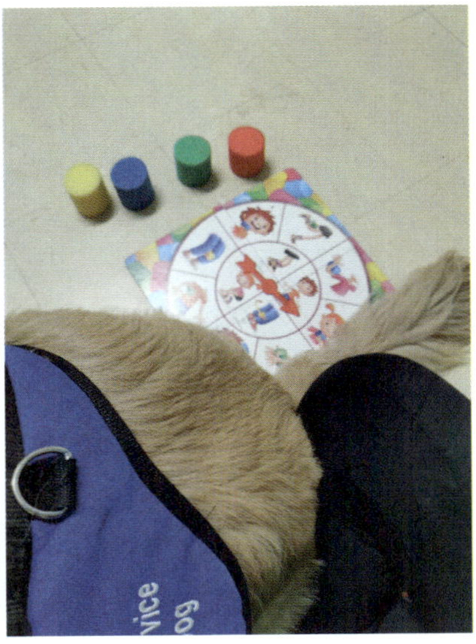

partenaire d'intervention. La désensibilisation ne s'arrête pas à son adolescence, non! C'est un travail de chaque jour.

On le dit souvent, c'est aussi valable pour les objectifs que pour les intervenants, il est important de se fixer une progression avec de petites étapes, et d'avancer à petits pas. Cela permet de trouver des réponses à tout. Toujours se demander: quelle est la plus petite étape qui suit? On peut ainsi valoriser chaque victoire, les renforcements auront pour effet de motiver et d'encourager le jeune et les étapes suivantes seront vues comme positives et non plus comme un défi insurmontable.

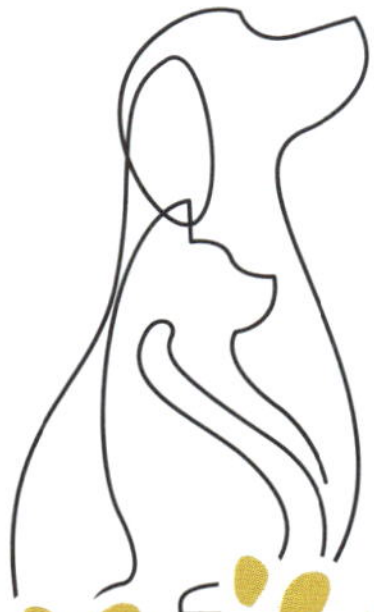

Chapitre 9

COMMENT BIEN CHOISIR SES ANIMAUX PARTENAIRES EN ZOOTHÉRAPIE ?

ENGAGER DES ANIMAUX

(Mélissa) Pour être zoothérapeute, il n'est pas nécessaire d'avoir tout un zoo ou un refuge à la maison. On peut avoir nos animaux domestiques qui sont entraînés, désensibilisés et qui font de très bons partenaires d'intervention en zoothérapie, mais on peut aussi *engager des animaux*. Engager des animaux, c'est les sélectionner, les évaluer et les choisir pour toutes les qualités qu'ils possèdent et

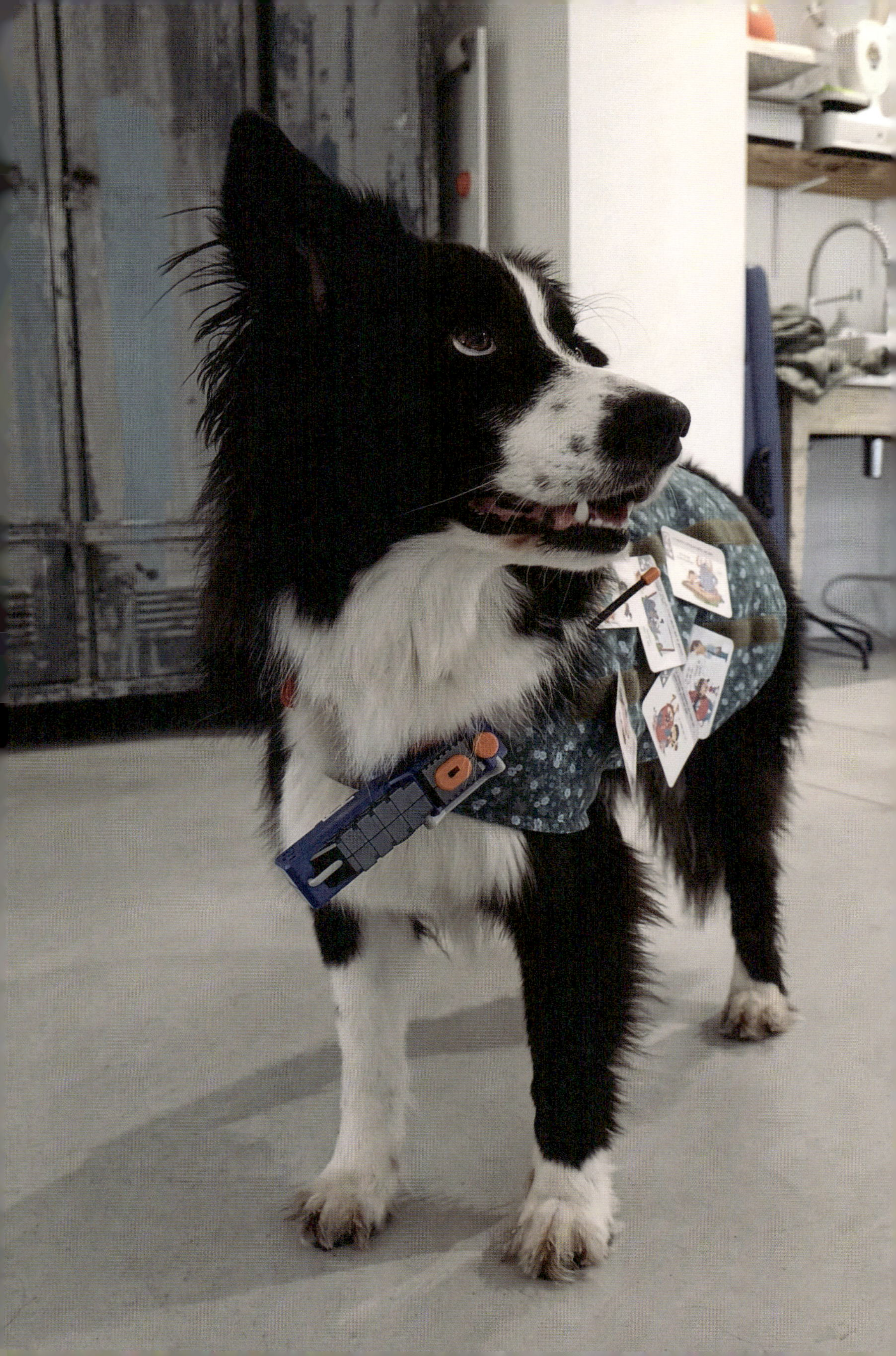

qui correspondent à nos besoins pour travailler certains objectifs d'intervention précis lors de nos séances.

Ce travail d'évaluation des animaux pour devenir nos partenaires d'intervention prend du temps et nous demande aussi une certaine formation de base en éducation et comportementalisme animalier. Nous en reparlerons plus loin dans cet ouvrage (p. 137).

Avoir plusieurs types d'animaux est essentiel. On ne travaille jamais les mêmes objectifs et on n'a pas du tout la même approche avec un lapin, un chat, un chien, un cochon d'Inde ou un cheval. Ces animaux communiquent différemment, ont des besoins différents et ont des façons de se comporter qui se distinguent bien les unes des autres.

Il est essentiel de préciser que la zoothérapeute ne travaille qu'avec ses animaux ou animaux alliés, mais qu'en aucun cas elle ne laisse le bénéficiaire ou le patient venir avec son propre animal en séance.

Le choix du partenaire pour l'intervention se fait et se définit en fonction des objectifs d'intervention que l'on va réfléchir en amont de la séance. Pour donner un exemple plus concret : si je travaille avec un enfant TDA/H qui a du mal à s'ancrer, à se poser et à rester concentré, je vais définir mes objectifs de la façon suivante :

- Objectif 1 : être capable de s'ancrer, se relaxer.
- Objectif 2 : augmenter sa capacité d'attention.
- Objectif 3 : améliorer sa mémoire de travail.

Pour travailler ces différents points avec ce profil de patient, je propose d'abord d'amener mon chien Tiloup. C'est un berger australien de 3 ans qui a une énergie sans limites, avec laquelle on va pouvoir faire des parcours, se défouler, lancer le dé, lancer la balle et jouer, mais qui est aussi capable de se poser. Ma séance va donc être construite pour qu'après avoir brûlé l'excès d'énergie, on arrive à conduire l'enfant à s'ancrer, se poser et nous allons développer des outils de relaxation. Il sera probablement plus enclin à rester concentré.

À la séance suivante, il pourrait être pertinent d'emmener mon lapin Capsule, qui a un tout autre rythme que mon chien. Là, on va peut-être réussir à s'ancrer toute la séance, on va manipuler, on va observer et on va découvrir. On devra être doux, on ne pourra pas aller trop vite, on ne pourra pas crier ou monter en excitation. Dans ce cas-là, je viens plutôt travailler sa douceur, la gestion de ses émotions et l'amélioration de ses capacités d'attention.

Je pense aussi à un exemple très concret avec un cheval. Le cheval est un animal de grande taille, imposant, mais il reste une proie. Cela implique qu'il faudra donc faire attention à ses gestes, à ne pas se montrer menaçant. Parce qu'effectivement, si on n'a pas la juste façon de l'approcher, il peut prendre peur et s'enfuir.

J'imagine qu'un cheval pourrait être parfaitement adéquat en séance de zoothérapie équine avec des enfants qui n'ont pas forcément les codes sociaux par rapport aux autres enfants de leur âge, qui n'arrivent pas à entrer en relation, qui n'arrivent pas à respecter la bulle de l'autre et qui n'arrivent pas à respecter les limites qui leur sont imposées par leurs pairs. Cela aura du sens d'aller travailler auprès de cet animal majestueux, grand, qui prend de la place, avec lequel on ne peut pas entrer en relation de façon trop brutale et qui risque de vous marcher sur le pied si vous êtes trop intrusif et que vous le gênez, ou qui peut tout simplement s'en aller.

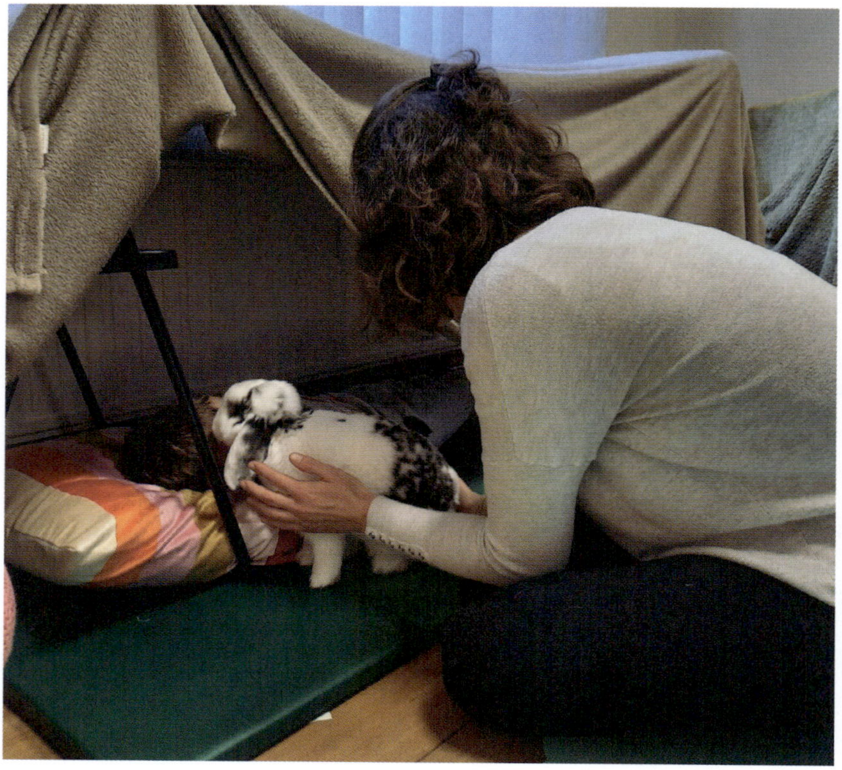

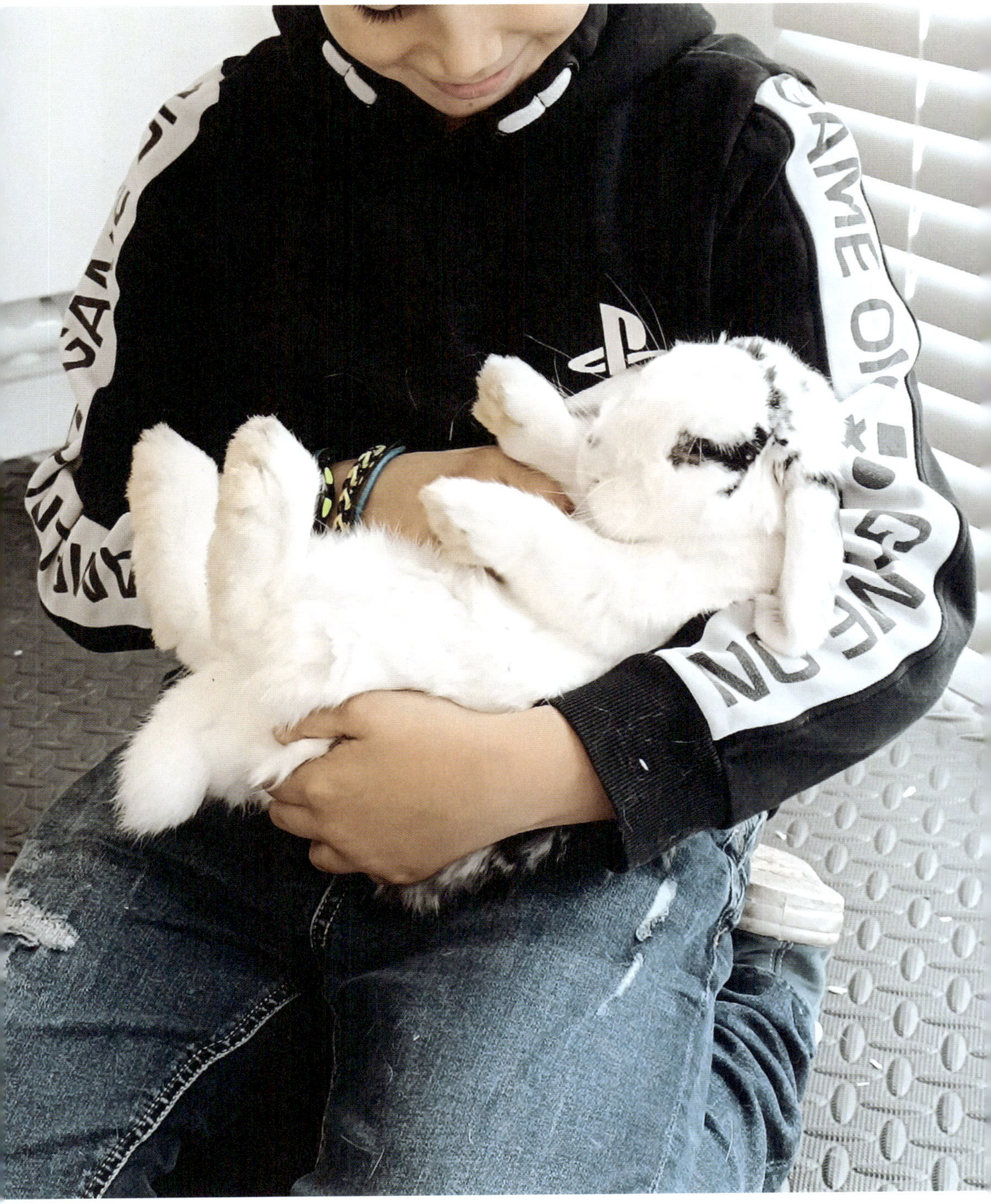

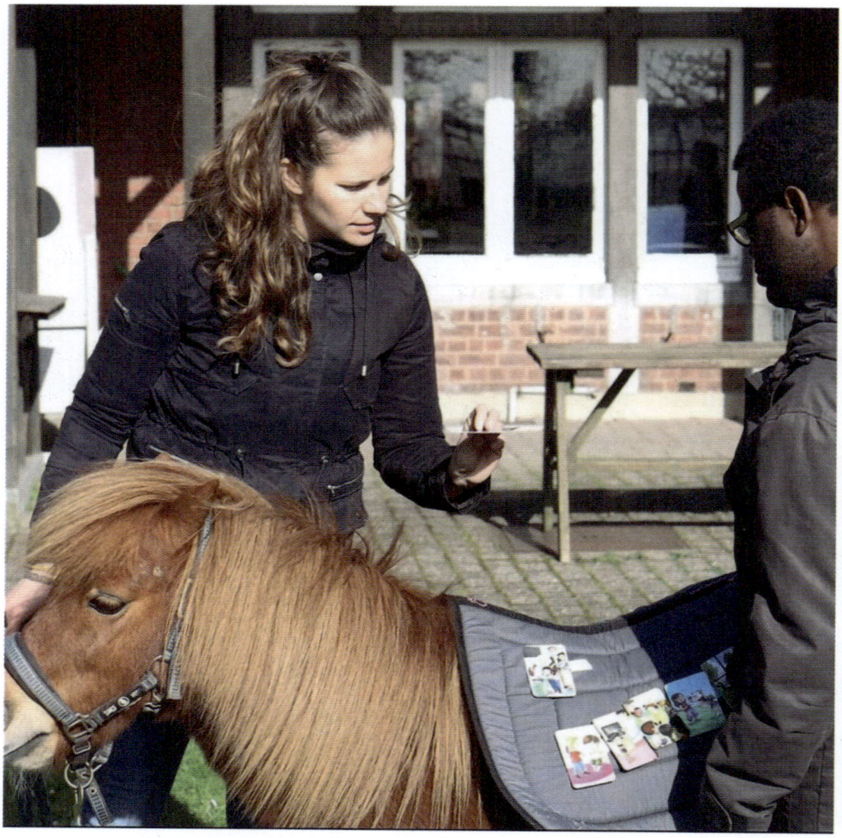

Je reprends l'exemple de ma chienne Tiloup, avec laquelle j'ai l'habitude de travailler ces mêmes objectifs parce qu'elle sait bien communiquer quand c'est « trop » pour elle. Si on est trop brusque, qu'on vient se positionner au-dessus d'elle, qu'on la force à être dans une interaction proche, que l'on entre dans sa bulle alors qu'elle n'y est pas préparée, elle va aboyer, elle va éviter le contact et finira par s'enfuir. Elle sait extrêmement bien se faire comprendre. Vous imaginez aussi quelle fierté ça apporte à l'enfant de réussir à ce que Tiloup ait envie de venir près de lui, de réussir à la calmer parce que lui aussi a fini par redescendre en énergie. C'est vraiment intéressant de travailler ces objectifs-là.

Ces différents exemples montrent à quel point il est important, riche et nécessaire de diversifier ses partenaires, de travailler avec plusieurs espèces animales en fonction des différents objectifs que l'on se fixe et des différents profils des bénéficiaires, de leur diagnostic, de leurs besoins et de leur fonctionnement, neurotypique ou non (c'est-à-dire avec un fonctionnement neurologique considéré comme normal ou pas).

L'ENGAGEMENT OU COMMENT ON « RECRUTE » DES ANIMAUX

Au Québec, c'est une pratique très courante lorsqu'on est zoothérapeute de rédiger une annonce et de l'afficher dans des lieux stratégiques comme les animaleries, les cliniques vétérinaires, les centres pluridisciplinaires, les écoles, etc. Le but étant de recruter de bons partenaires d'intervention. On peut rédiger cette affiche de la manière suivante :

Zoothérapeute recherche perle rare.

Vous cherchez une activité fun pour votre animal ? Vous avez un super animal à la maison qui est doux, attentionné, qui aime être près de l'humain, mais vous travaillez énormément et vous aimeriez que quelqu'un puisse vous aider à vous en occuper ?

Je suis zoothérapeute, je travaille en partenariat avec les animaux et à deux, on va aider les enfants et adolescents qui en ont besoin. Contactez-moi au plus vite. N'attendez plus. Je vais vous aider à développer le potentiel de votre perle rare.

Ces affiches sont assez courantes et permettent de créer une relation gagnant-gagnant. Nous gagnons un animal pour intervenir en zoothérapie et les propriétaires gagnent qu'à leur retour du travail, l'animal a été stimulé, a travaillé, joué et a été récompensé tout en faisant du bien autour de lui. Mais le processus d'évaluation de nos partenaires animaliers prend du temps, puisqu'il est évident que nous n'intervenons *jamais* en zoothérapie avec un animal que nous ne connaissons pas.

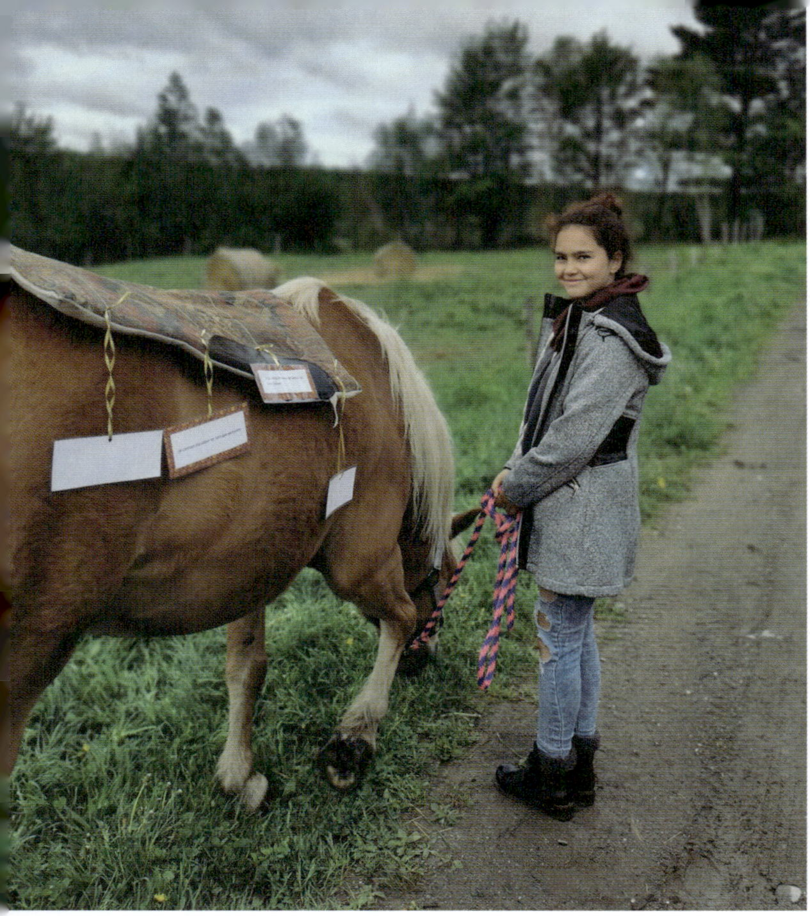

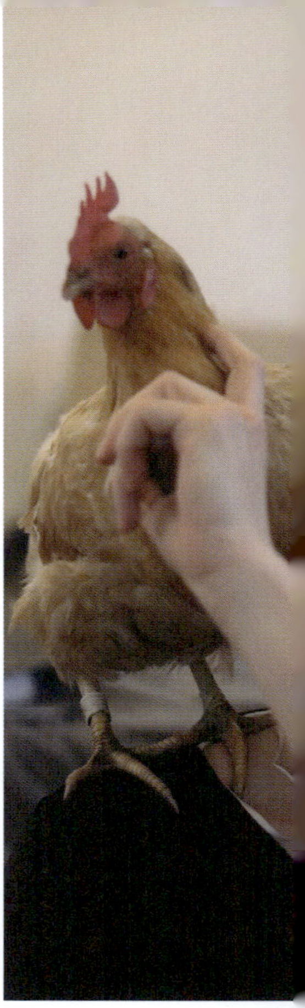

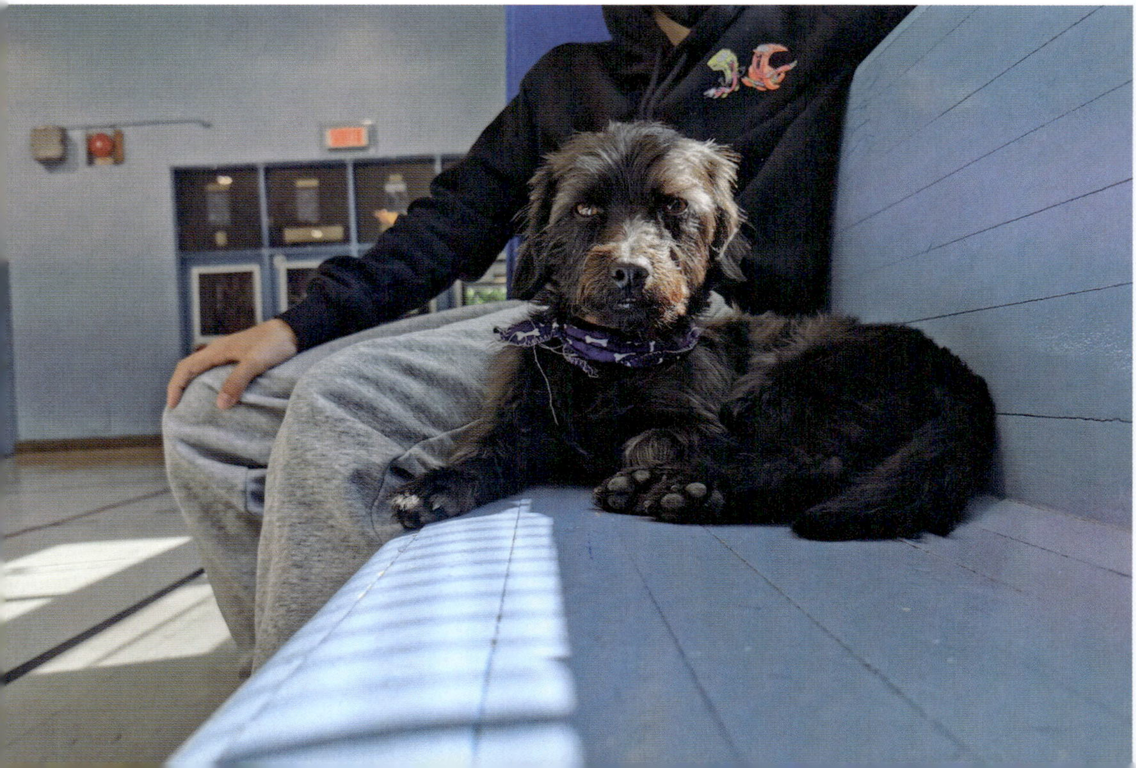

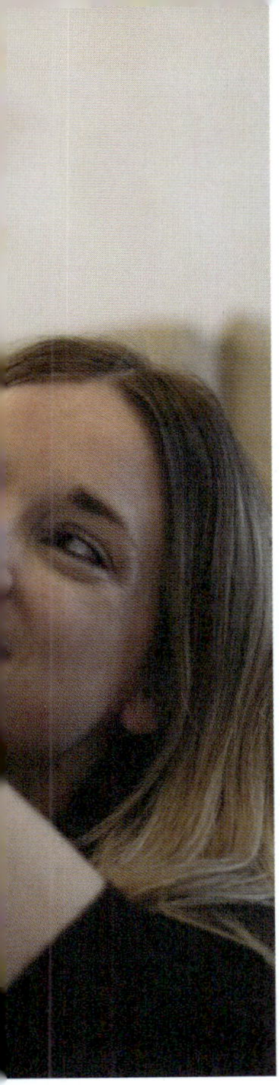
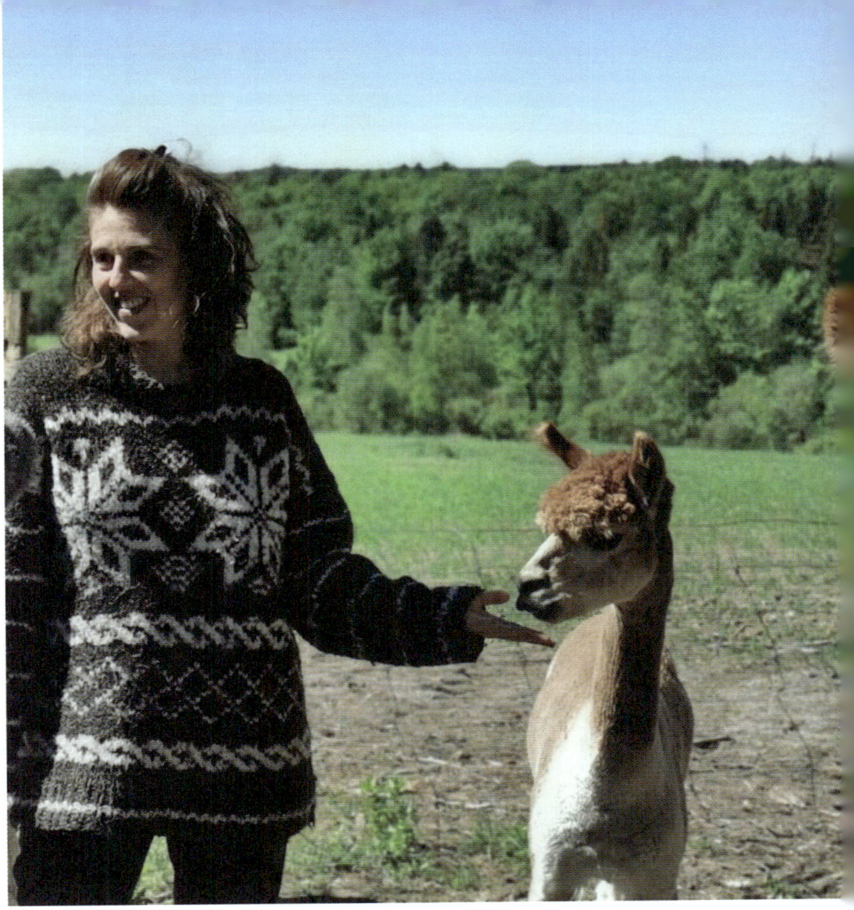
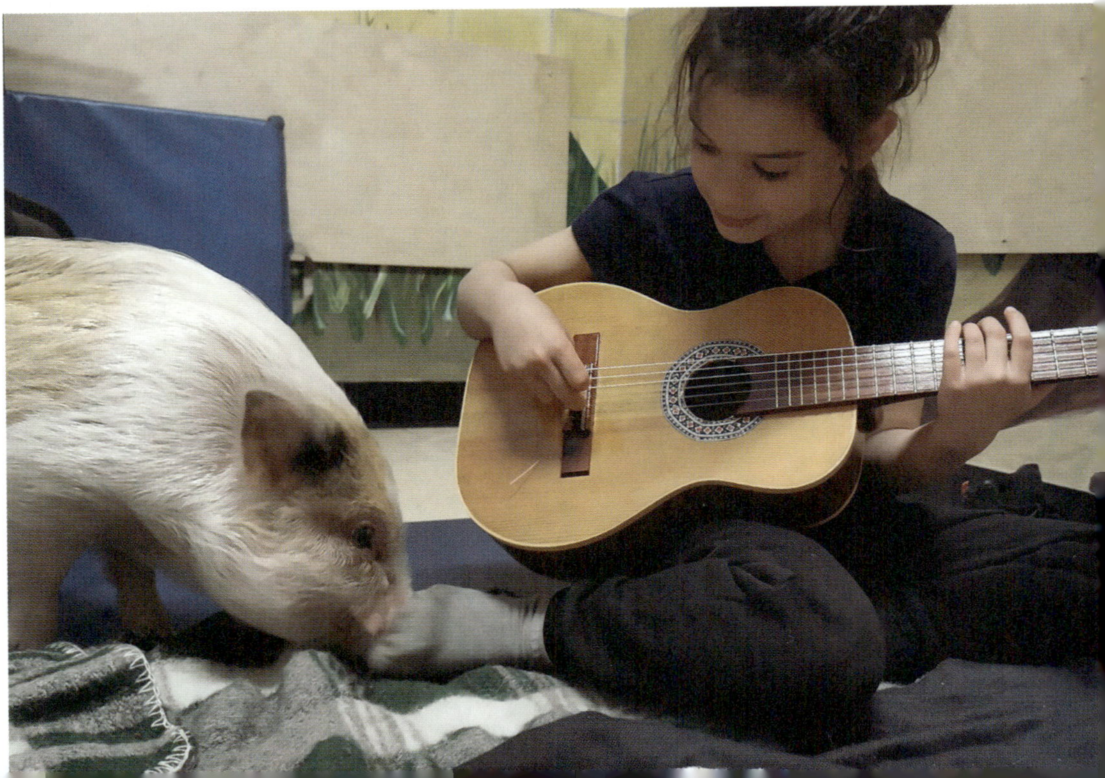

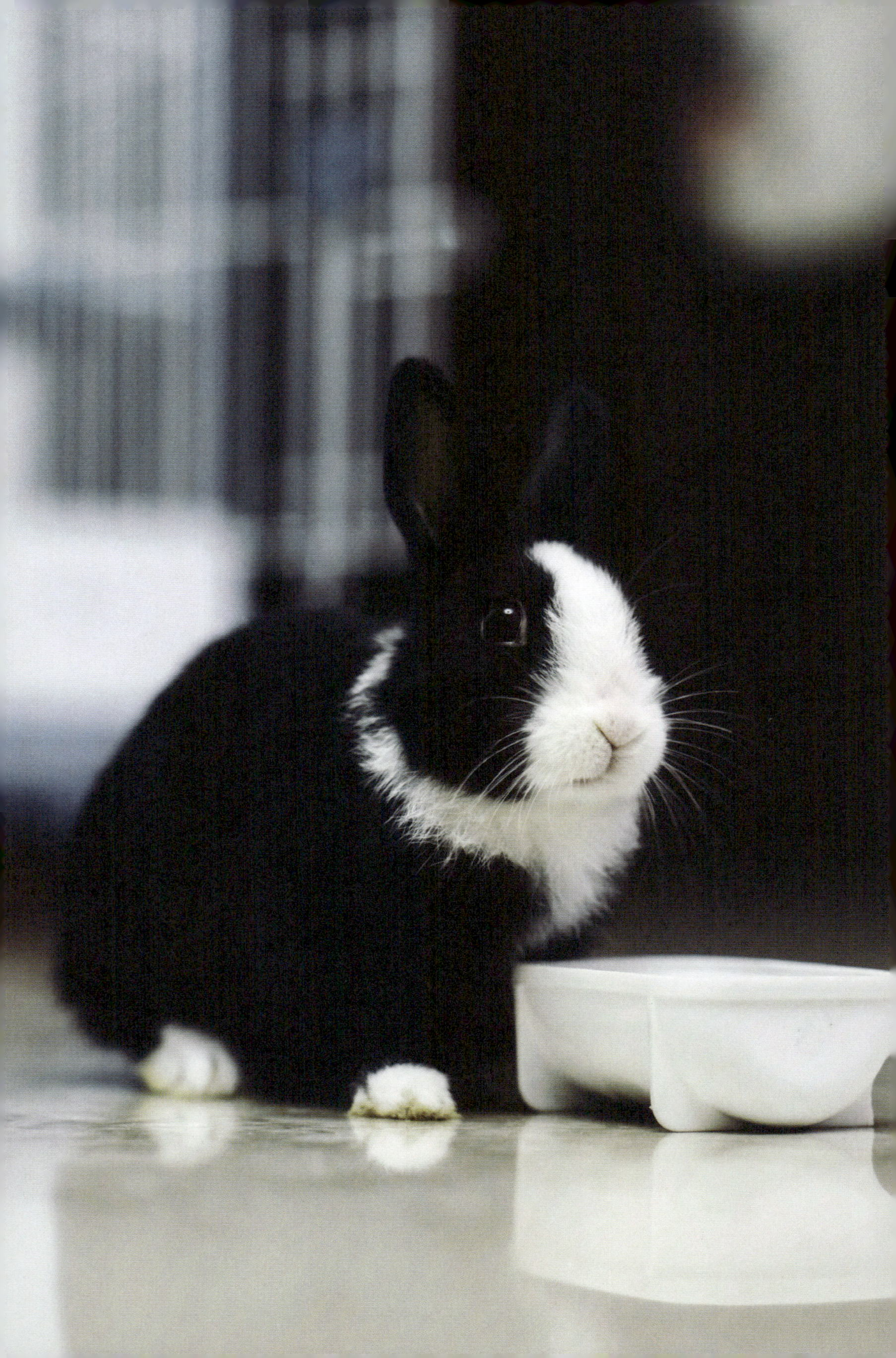

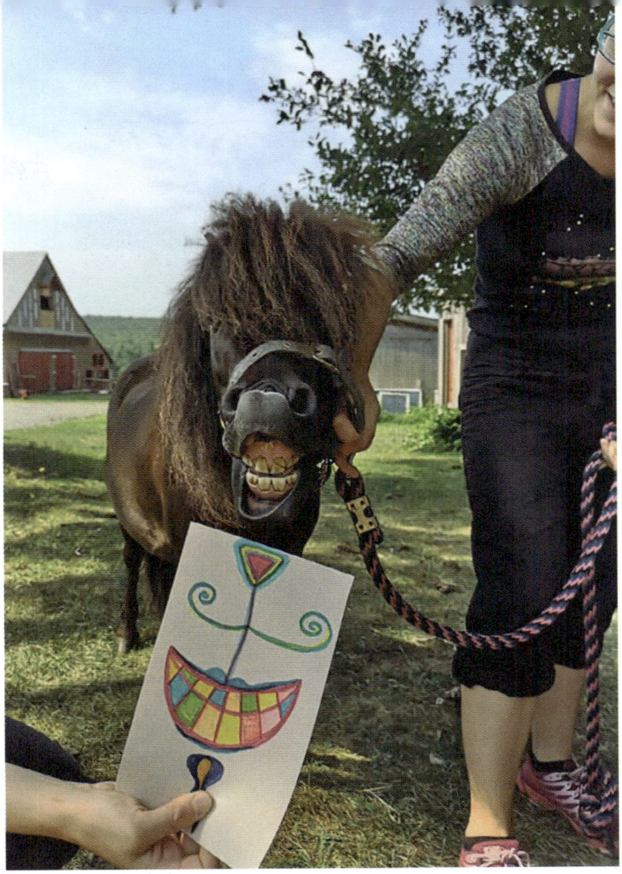

NOS GRILLES D'ÉVALUATION DES ANIMAUX

L'éducation du chiot comme de tous les bébés animaux demande une grande attention et prend en général énormément de temps, or nous n'avons pas toujours ce temps-là. Parfois, on est tenté d'aller chercher un animal qui est déjà adulte, qui a déjà eu une vie ailleurs, pour lui redonner un nouveau souffle et lui offrir une maison. C'est OK. Que ce soit un animal destiné à la zoothérapie ou non, il est impératif de bien prendre conscience des besoins de l'animal que l'on choisit, ainsi que de nos besoins à nous. Qu'est-ce qu'on va lui proposer ? Qu'est-ce qu'on va lui apporter ? Ce qu'on peut lui offrir répondra-t-il à ses besoins ? Il s'agit de prendre le temps d'analyser toutes ces composantes avant de se décider à l'adoption. On peut s'aider des grilles d'évaluation du chien, du lapin et du cheval qui ont été créées et développées par Danny Bélanger avec son entreprise Simplement Canin.

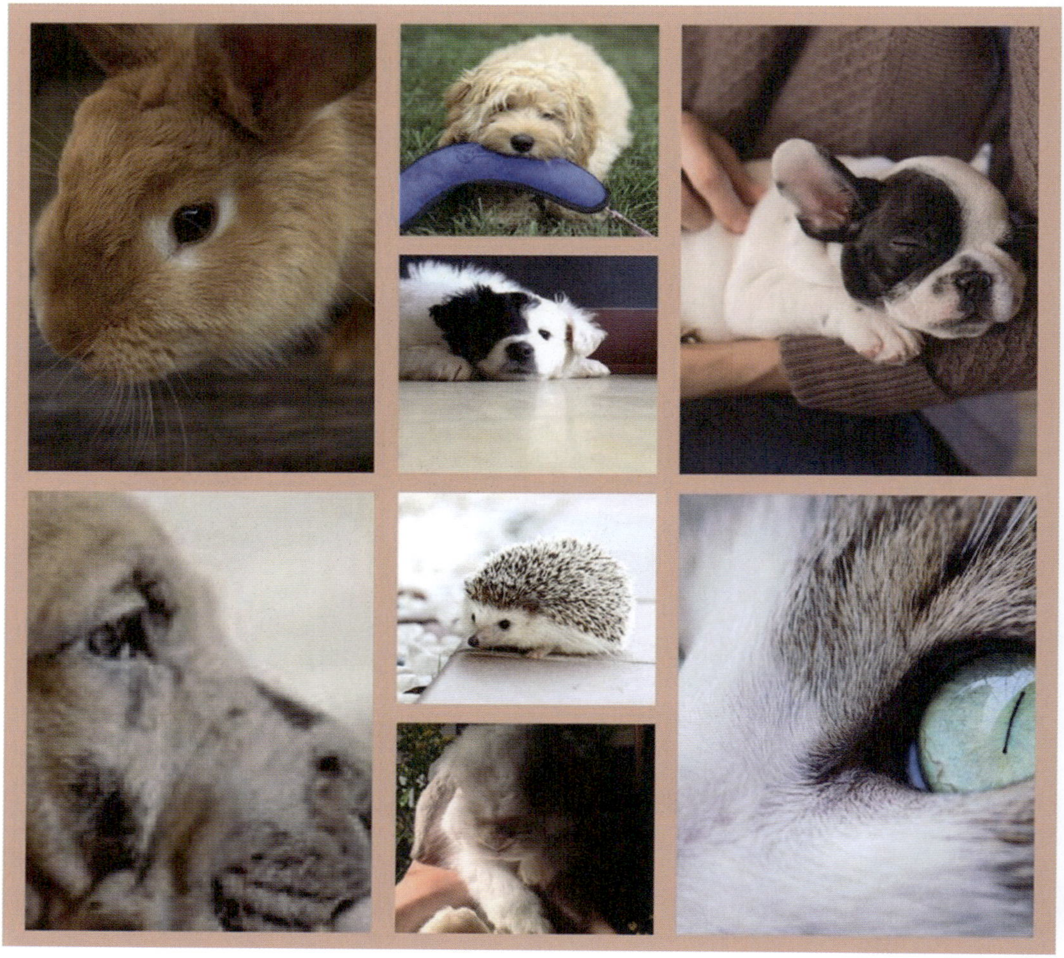

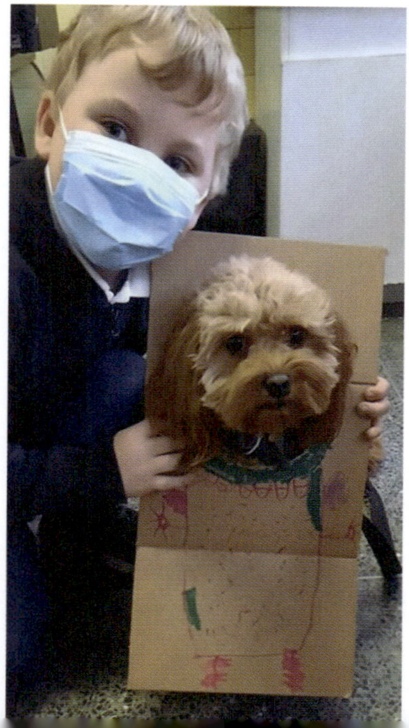

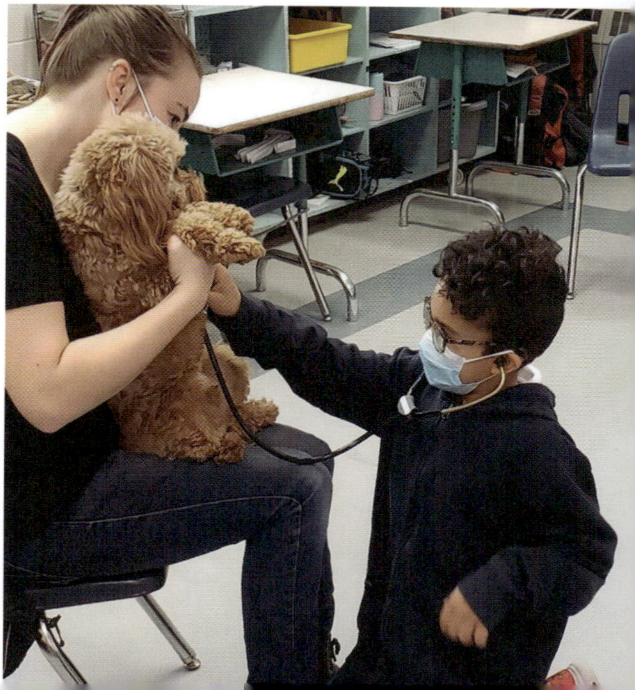

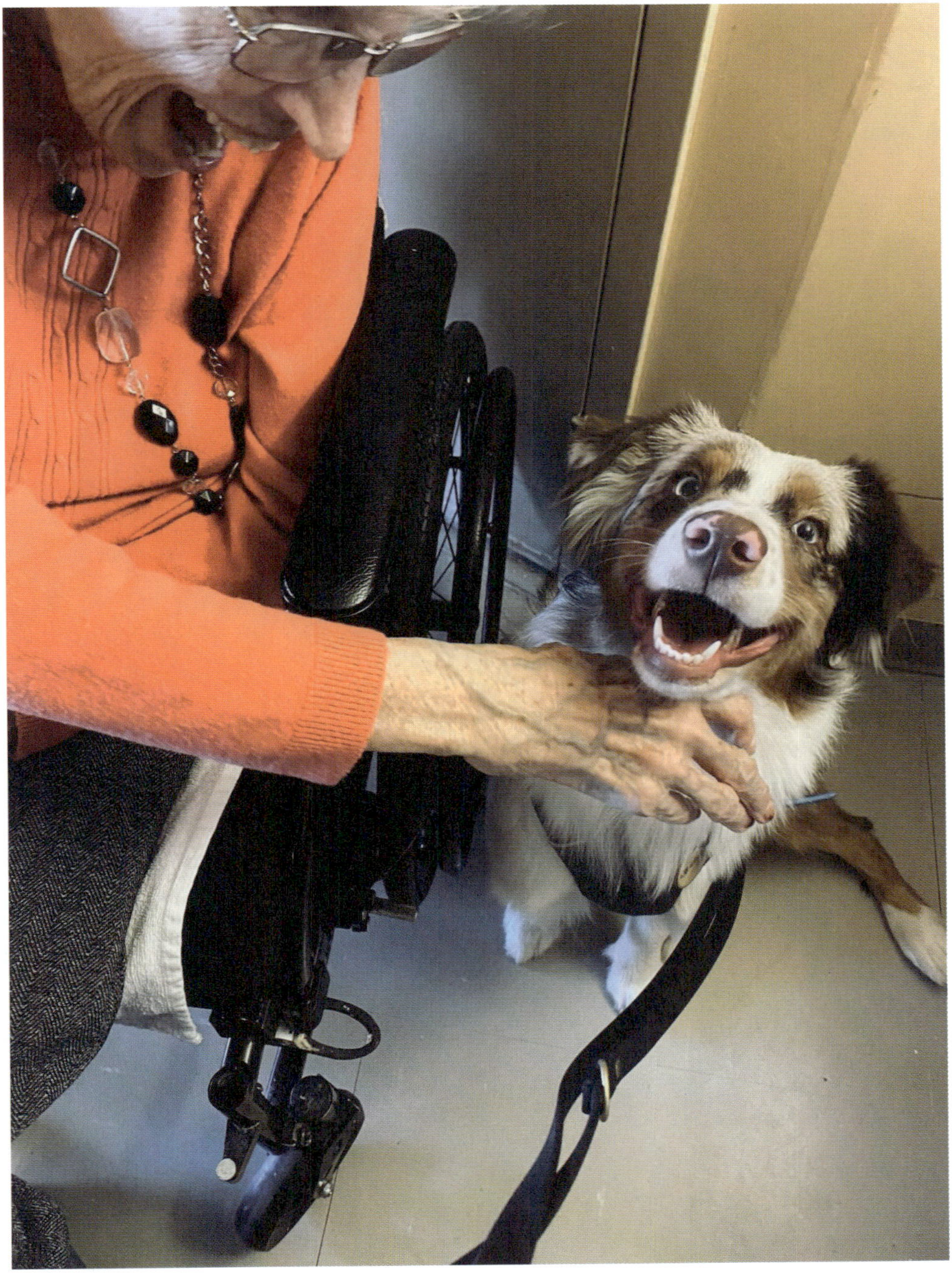

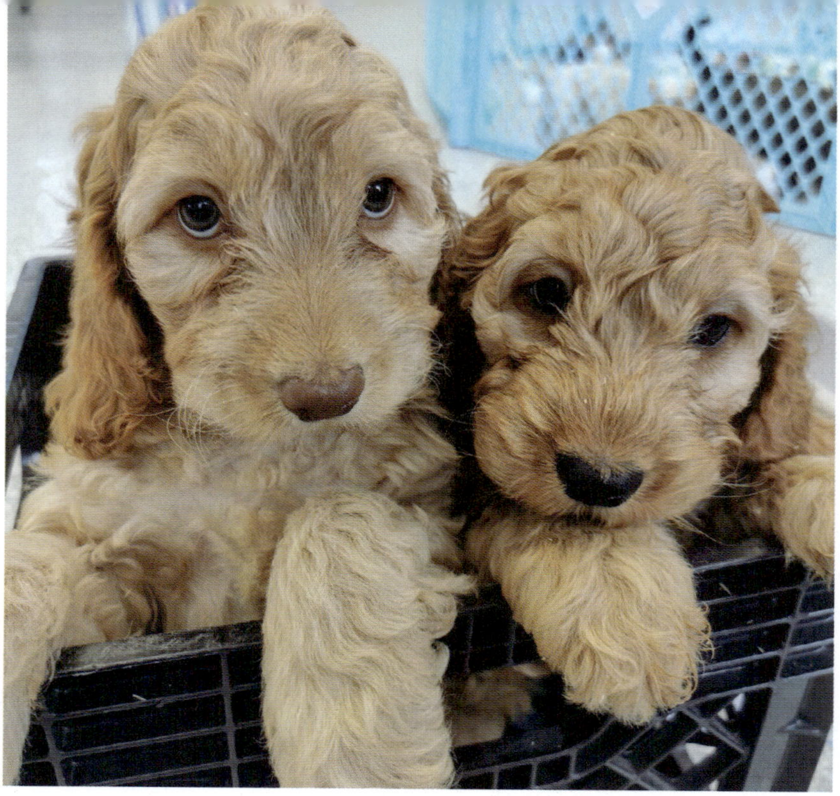

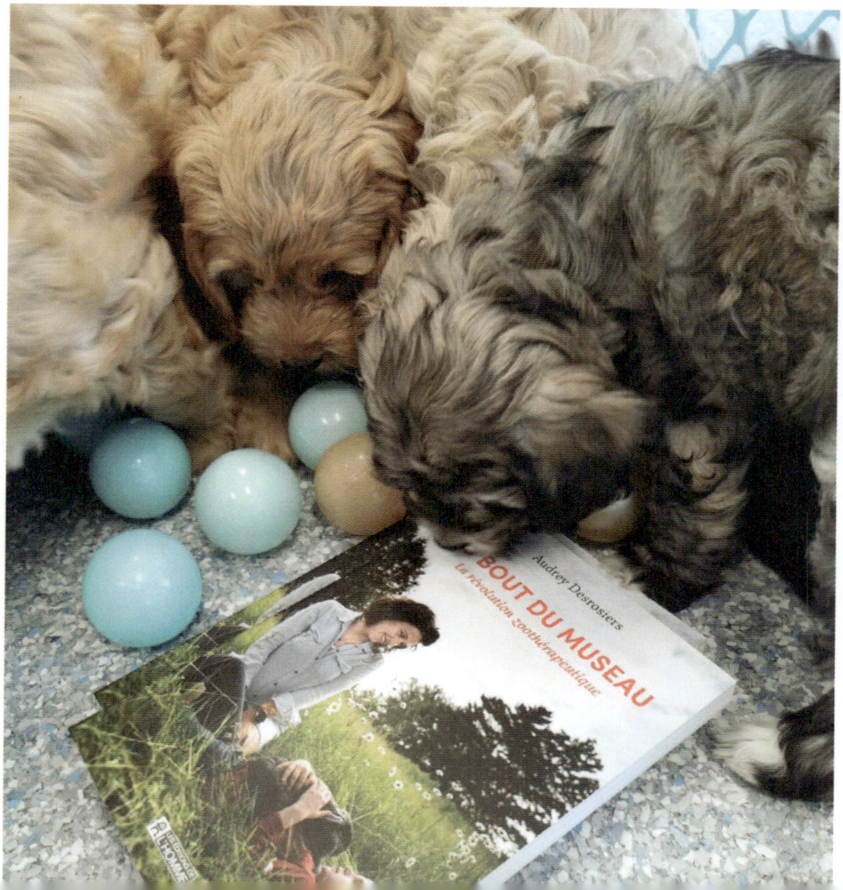
Audrey Desrosiers
BOUT DU MUSEAU
La révolution zoothérapeutique

Il est essentiel de maîtriser ces différentes grilles d'observation des animaux pour pouvoir se donner les chances d'en sélectionner un qui convienne à notre métier de zoothérapeute et qui aime venir avec nous en séance de médiation. (Mélissa) Quand je sors mon sac d'intervention avec mes outils, ma chienne vient pratiquement dans la valise. Elle vient voir s'il n'y a pas des os qui se cachent, de petites croquettes ou encore sa balle préférée. Elle se montre excitée et pleure devant la porte pour venir avec moi. Lorsqu'elle voit les enfants en zoothérapie, elle aboie d'excitation et va s'asseoir sur les genoux des adolescents. C'est hyper beau à voir. On veut que notre animal aime autant la zoothérapie que nous, qu'il ait envie de nous accompagner, qu'il y prenne du plaisir. Il faut voir tout ce qu'ils peuvent nous donner quand cela se passe ainsi. En zoothérapie, il y a des comportements qu'on veut retrouver, mais aussi des comportements qu'on veut éviter. On me pose régulièrement la question « Comment éduquer un animal à la zoothérapie ? ». J'aime répondre qu'on ne l'éduque pas à la zoothérapie, mais qu'on le sélectionne en fonction de comportements positifs recherchés et que le travail consiste essentiellement à faire de la désensibilisation.

Si l'on choisit un chien de chasse avec un instinct de prédation très développé, il se peut qu'il ne convienne pas du tout à une patientèle d'enfants qui courent partout puisque, on le sait, le mouvement vient déclencher l'instinct de chasse. Ce n'est pas impossible de faire de la zoothérapie avec ces chiens-là, mais il faudra adapter ses demandes et sa patientèle pour assurer la sécurité des patients et de l'animal.

Voici la grille qui donne une idée concrète de tout ce à quoi il faut faire attention lorsqu'on sélectionne un chien pour pratiquer la zoothérapie.

FICHE D'ÉVALUATION D'UN CHIEN POUR LA ZOOTHÉRAPIE

Date et Heure :
Nom du chien :
Race :
Apparence :
Santé générale :

Âge :
Poids :
Sexe :
Stérilisé :

Cocher la ou les réactions et indiquer dans la dernière colonne votre observation générale

E = Excellent B = Bon (peut être amélioré en travaillant) M = Moyen (à travailler) I = Insuffisant (limite) D = Disqualifié (ne pas retenir l'animal)

EN SALLE - OBSERVATION

Approche	Rapidement		Avec peur		Ignore		Fige		Grogne			
Jappement	Silence		Rarement		Intermittent		Nuisible					
Langage corporel	Détendu		Un peu stressé		Stressé		Peur					
Mange-t-il	Dans la main		Par terre		Sent la main		Sent le sol		Ignore			
Mange-t-il	Doucement		Intensément									
Adaptation / Exploration	Relaxe - Calme Se couche		Sent beaucoup - Calme		Bouge beaucoup		Fige - Excitation		Se cache - Fuite			
Contact humain	Physique		Sur appel		Visuel		Évitement		Fuite - Grogne			
Autres animaux	Relaxe - Calme		Bouge - Excitation		Fige - Évitement		Fuit		Grogne			
Possession d'objets	Relaxe - Donne		Joue		Fuit		Fige		Grogne			
Possession de nourriture	Mange		Relaxe - cesse de manger		Mange plus vite		Fige		Grogne			

EN SALLE - EXERCICES

Réaction aux sons	Clicker		Télévision forte		Orage		Son de cloche		Appareil médical		
Réaction à l'approche et au toucher	Humain penché vers l'avant		Toucher le corps		Toucher la tête		Toucher les pattes		Léger soulèvement		
Réaction à la contention	Bras arrondi		Serrer le bras		Prendre les pattes		Tenir la tête dans les mains				
Surprise visuelle	Objet qui tombe		Parapluie qui ouvre		Personne qui apparaît devant		Une porte qui s'ouvre				
Réaction aux différences	Homme - Femme		Couleurs différentes		Posture de l'individu		Habillement		Handicap		
Éducation de base	Assis		Couche		Reste		Viens				

EN PROMENADE - OBSERVATIONS

Laisse - Collier	Relaxe - Mou		Relaxe - Dur		Tremble		Fuit		Fuit - Mord		
Marche	Calme		Excité		Stressé		Attentif		Pas attentif		
Réaction aux humains	Individuel		En groupe		À distance		Près				
Réaction aux enfants	Individuel		En groupe		À distance		Près				
Réaction aux animaux	Chat		Chien		Écureuil		Oiseau				
Réaction aux bruits	Camion / Autobus		Sirène		Circulation intense		Orage				
Éducation de base	Assis		Couche		Reste		Viens				

ANALYSE DE L'ÉVALUATION

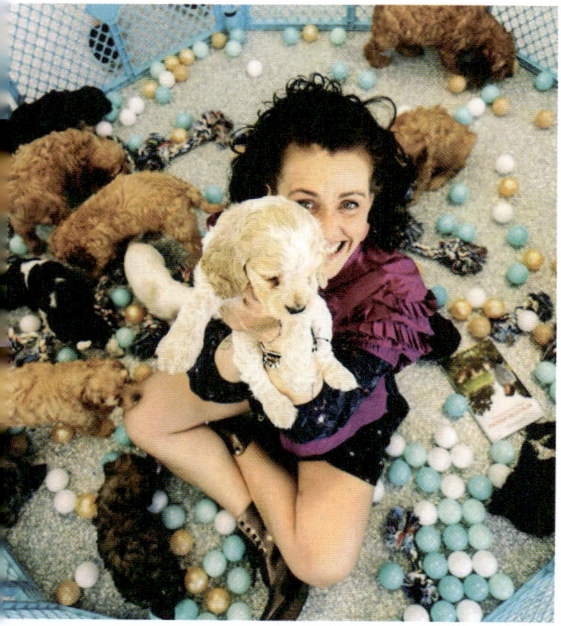

Si on souhaite par exemple adopter un chien à la SPA ou dans un refuge, il faudra s'y rendre plusieurs fois pour l'observer en intérieur, en extérieur, avec tout type de personnes, en interaction avec d'autres animaux, face à divers objets, l'exposer aux bruits, aux sons, aux odeurs et tester des gestes différents, le manipuler, vérifier la possession de nourriture (les réactions de défense de son bol ou de son os) ou d'objets. Cela demande également de dégager du temps et de l'énergie pour s'assurer de faire le choix qui répondra à nos besoins en tant que zoothérapeute.

Il en est de même pour les élevages. Idéalement, il faut prendre le temps d'aller visiter l'élevage plusieurs fois afin d'observer dans quelles conditions vivent les chiens. Sont-ils manipulés, stimulés, au contact des humains ? Quels sont les caractères des parents ? La maman reste-elle au contact de ses chiots le plus longtemps possible ? Toutes ces questions sont essentielles et il faut pouvoir y répondre avant de se lancer dans l'adoption de son chiot.

Il existe également des refuges pour les rongeurs tels que des cochons d'Inde ou des lapins.

Il est déconseillé de rester seul dans ce travail d'analyse et d'observation pour faire le choix de ses futurs partenaires animaliers d'intervention. Il ne faut pas hésiter à faire appel à un éducateur canin ou un comportementaliste qui travaillent avec les mêmes valeurs, en renforcement positif et pour le bien-être animal. On peut demander aux vétérinaires des noms de refuges qui prennent soin de leurs animaux et s'en occupent de façon irréprochable. Dans les bons refuges, les personnes responsables sont également de bon conseil et peuvent nous épauler dans notre démarche.

Grille d'évaluation du comportement d'un lapin pour la zoothérapie :

Comportement envers les humains :

•Est-il facilement approchable ?

•Accepte-t-il d'être touché et caressé ?

•Réagit-il positivement aux interactions humaines (en baissant la tête, en reniflant, en se laissant approcher, etc.) ?

Comportement d'approche :

•Est-ce qu'il s'approche volontiers des humains ?

•Est-ce qu'il se montre craintif ou réticent à s'approcher des humains ?

•Comment réagit-il lorsqu'un humain s'approche de lui ?

Comportement de manipulation :

•Est-ce qu'il se laisse facilement prendre et manipuler ?

•Comment réagit-il lorsqu'on le prend dans les bras ou qu'on le porte ?

•Est-ce qu'il tente de fuir ou de mordre lorsqu'on le manipule ?

Comportement de contact :

•Accepte-t-il d'être touché et caressé ?

•Comment réagit-il lorsqu'on le caresse ?

•Est-ce qu'il recherche le contact avec les humains ou préfère-t-il rester à distance ?

Comportement de communication :

•Comment communique-t-il avec les humains (par exemple, en grognant, en grattant le sol, en léchant...) ?

•Est-ce qu'il répond aux signaux ou aux gestes de l'intervenant·e ?

•Comment réagit-il aux différents tons de voix ou aux expressions du visage de l'intervenant·e ?

Comportement de jeu :

•Est-ce qu'il joue avec les humains ?

•Comment réagit-il aux jouets ou aux activités proposées par l'intervenant·e ?

•Est-ce qu'il interagit avec les autres animaux présents lors des séances de zoothérapie ?

Comportement lors des séances de zoothérapie :

•Se montre-t-il calme et patient lors des interactions avec les patients ?

•Est-il attentif aux signaux de l'intervenant·e et aux réactions des patients ?

•Accepte-t-il les accessoires utilisés lors des séances (par exemple, une laisse, une caisse de transport, un harnais pour lapin, etc.) ?

Comportement en groupe :

•Accepte-t-il la présence d'autres lapins dans le même espace que lui ?

•Réagit-il de manière appropriée en cas de conflit avec un autre lapin (en s'éloignant, en adoptant une posture soumise, etc.) ?

•Se montre-t-il coopératif lors des activités de groupe (en suivant le mouvement, en acceptant de se mettre en file, etc.) ?

Comportement physique :

•Présente-t-il des signes de douleur ou d'inconfort (en boitant, en ayant une respiration sifflante, en se grattant excessivement...) ?

•A-t-il une bonne condition physique pour supporter les séances de zoothérapie ?

•Est-il propre et bien entretenu (pelage propre, yeux et nez sans écoulements, dents et griffes entretenues, etc.) ?

Comportement général :

•Se montre-t-il sociable et curieux envers son environnement ?

•Réagit-il de manière appropriée en cas de stress ou de peur (en cherchant à s'éloigner, en adoptant une posture défensive, etc.) ?

•A-t-il une bonne disposition d'esprit pour travailler avec des patients en zoothérapie ?

Cette grille d'évaluation peut être utilisée pour évaluer le comportement d'un lapin avant de le choisir pour un programme de zoothérapie, ou pour suivre l'évolution de son comportement au fil des séances. Elle peut également aider à identifier des domaines d'amélioration pour le bien-être et la sécurité du lapin, ainsi que pour l'efficacité du programme de zoothérapie. Il est important de noter que les lapins sont des animaux sensibles et délicats, il est donc crucial de les traiter avec beaucoup de soin et de respect.

La grille d'évaluation des comportements d'un cheval pour la zoothérapie

Comportement envers les humains :

- Approche-t-il les humains facilement ?
- Accepte-t-il d'être touché et caressé ?
- Réagit-il positivement aux interactions humaines (en baissant la tête, en reniflant, en se laissant approcher, etc.) ?

Comportement d'approche :

- Est-ce qu'il s'approche facilement des humains ?
- Comment réagit-il lorsqu'un humain s'approche de lui ?
- Est-ce qu'il se montre curieux ou méfiant envers les humains ?

Comportement de manipulation :

- Est-ce qu'il se laisse facilement manipuler (par exemple, lorsqu'on le brosse ou qu'on le soigne) ?
- Comment réagit-il lorsqu'on le met en licol ou qu'on le guide ?
- Est-ce qu'il tente de fuir ou de se défendre lorsqu'on le manipule ?

Comportement de contact :

- Accepte-t-il d'être touché et caressé ?
- Comment réagit-il lorsqu'on le caresse ou qu'on lui donne des gratouilles ?
- Est-ce qu'il préfère les contacts fermes ou doux ?

Comportement de communication :

- Comment communique-t-il avec les humains (par exemple, en hennissant, en levant la tête, en baissant les oreilles…) ?
- Est-ce qu'il répond aux signaux ou aux gestes de l'intervenant·e ?
- Comment réagit-il aux différents tons de voix ou aux expressions du visage de l'intervenant·e ?

Comportement de travail :

- Comment réagit-il lorsqu'il est travaillé en présence d'humains ?
- Est-ce qu'il suit facilement les instructions de l'intervenant·e ?
- Comment réagit-il aux changements d'environnement et aux stimuli extérieurs lorsqu'il travaille ?

Comportement lors des séances de zoothérapie :

- Se montre-t-il calme et patient ?
- Est-il attentif aux signaux de l'intervenant·e et aux réactions des patients ?
- Accepte-t-il les accessoires utilisés lors des séances (licol, longe, selle…) ?

Comportement en groupe :

- Accepte-t-il la présence d'autres chevaux dans le même espace que lui ?
- Réagit-il de manière appropriée en cas de conflit avec un autre cheval (en s'éloignant, en adoptant une posture soumise, etc.) ?
- Se montre-t-il coopératif lors des activités de groupe (en suivant le mouvement, en acceptant de se mettre en file, etc.) ?

Comportement physique :

- Présente-t-il des signes de douleur ou d'inconfort (boiterie, raideur, sueurs…) ?
- A-t-il une bonne condition physique pour supporter les séances de zoothérapie ?
- Est-il propre et bien entretenu (robe propre, pieds entretenus, etc.) ?

Comportement général :

- Se montre-t-il sociable et curieux envers son environnement ?
- Réagit-il de manière appropriée en cas de stress ou de peur (en cherchant à s'éloigner, en adoptant une posture défensive, etc.) ?
- A-t-il une bonne disposition d'esprit pour travailler avec des patients en zoothérapie ?

Cette grille d'évaluation permet l'analyse du comportement du cheval envers les humains et de mieux comprendre ses réactions et ses préférences lors des interactions. Il est important de noter que chaque cheval a une personnalité unique, donc les résultats de l'évaluation peuvent varier d'un animal à l'autre. En utilisant cette grille, l'intervenant·e peut mieux adapter les séances de zoothérapie en fonction des besoins et des préférences de chaque cheval individuellement.

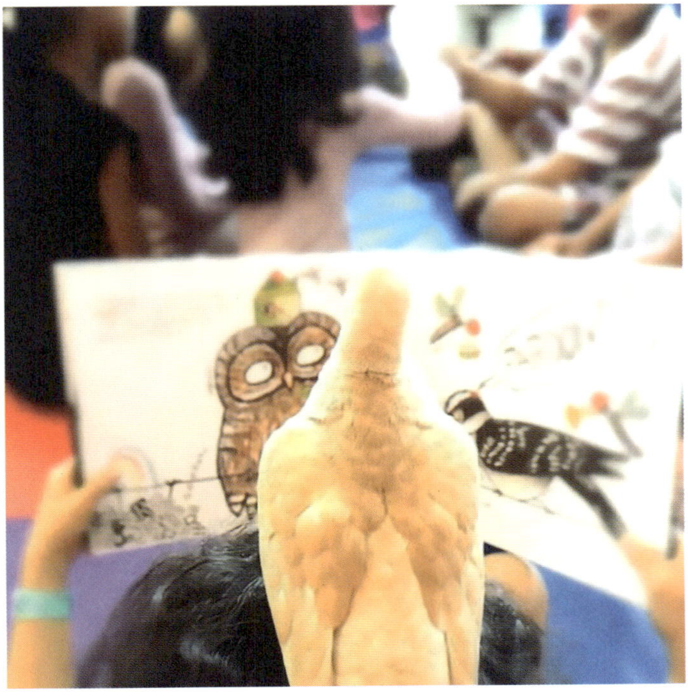

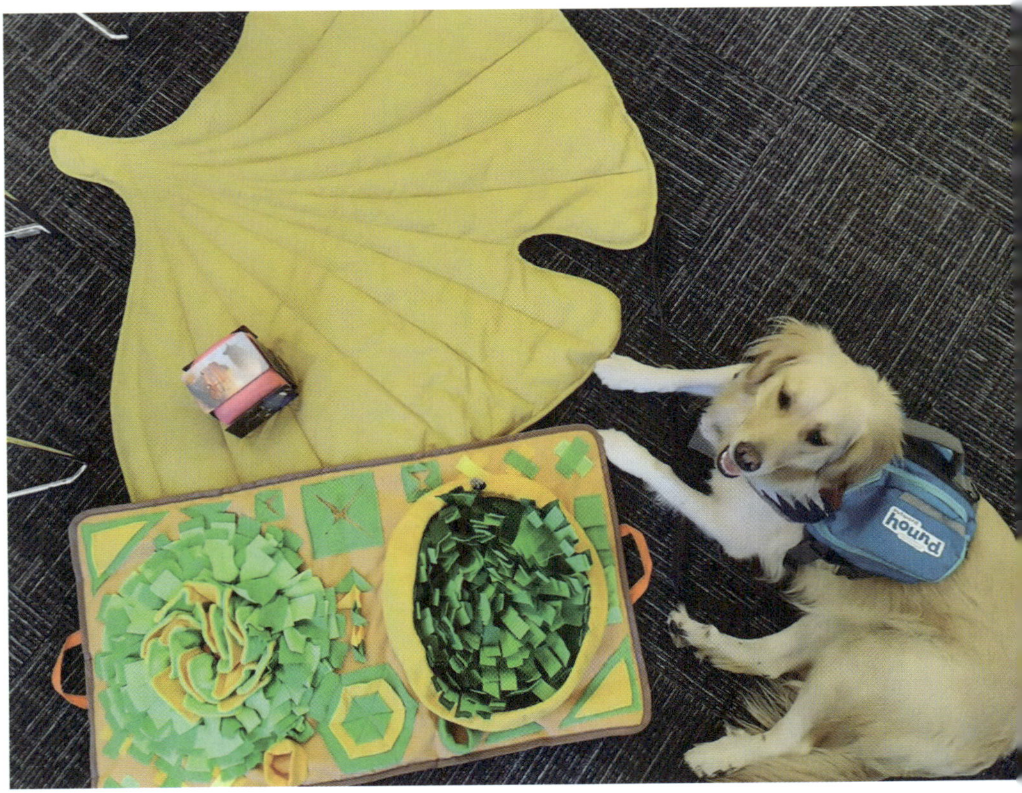
hound

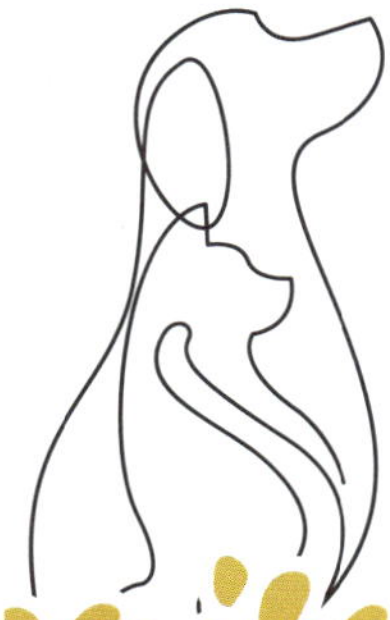

Chapitre 10

L'ACCOMPAGNEMENT DU VÉTÉRINAIRE EN ZOOTHÉRAPIE

Nous intervenons dans une multitude de lieux, du *home* (maison de retraite) au centre pluridisciplinaire, de l'école au centre de jour, à la classe d'intégration francisation en passant par les garderies, les centres d'éveil ou encore les milieux de vie adultes et les hôpitaux psychiatriques. La zoothérapie ne se limite pas au *home* avec les personnes âgées ou les pratiques multiples dans les fermes.

Au fil des ans, les structures qui souhaitent nous accueillir dans leurs locaux sont de plus en plus nombreuses. Cela permet aux bénéficiaires de rester dans leur environnement, ils ont ainsi la possibilité d'être réellement eux-mêmes et n'ont pas à faire un effort d'adaptation en plus de celui qu'impliquent les séances en zoothérapie.

Y a-t-il des risques de transmissions de maladies ou d'allergies du fait de la présence d'animaux ? Dans ce contexte, les animaux présentant des comportements à risque sont exclus de la pratique de la zoothérapie. De plus, le zoothérapeute a la responsabilité de veiller à ce que l'animal sélectionné fasse l'objet d'un suivi régulier par un vétérinaire, et que toutes les mesures visant à prévenir les zoonoses (les maladies transmissibles entre différentes espèces) soient mises en place. Cela englobe des éléments tels que la vaccination de l'animal, des bilans annuels, et ainsi de suite.

Il est essentiel de comprendre que toutes les maladies ne sont pas des zoonoses. Cette distinction doit être faite, et il convient également de rappeler que certaines maladies spécifiques à l'humain doivent être surveillées, car elles pourraient être transmises lors des interactions de l'animal avec plusieurs personnes nécessitant des soins au cours de la même journée. Nous avons vu ce cas de figure pendant la pandémie de Covid-19 où les bénéficiaires ne pouvaient pas toucher les animaux présents. Il est nécessaire de prendre certaines mesures pour certaines maladies humaines.

Par conséquent, le zoothérapeute, dans l'exercice de sa profession, doit également veiller à l'hygiène du patient en lui recommandant, notamment, de se laver les mains. Il doit également prendre des mesures pour éviter tout contact entre l'animal et une personne présentant, par exemple, une grippe, une conjonctivite ou une gastroentérite. En mettant en place de telles précautions, les risques liés aux blessures et à la transmission de maladies sont réellement minimes, et il n'y a aucune raison pour que la personne nécessitant des soins s'inquiète à ce sujet.

Pour ce qui a trait aux allergies, il existe des chiens hypoallergéniques. Ce qui ne règle toutefois pas tout, car si le bénéficiaire est allergique à la salive, il le sera même avec le chien hypoallergénique. Dans ce cas, certains gestes seront à proscrire. Mais pour le reste des animaux (lapins, chats, cochons d'Inde...), malheureusement, la personne allergique ne pourra pas recevoir de zoothérapie. Éventuellement, dans les groupes de jeunes en classe, le jeune qui est allergique peut tout de même faire l'activité mais sans entrer en contact avec l'animal, ainsi, il reçoit les bénéfices des interventions sans les désagréments des allergies.

Une vétérinaire au fait de notre métier est ultra nécessaire comme acolyte pour offrir ces moyens d'être sécuritaire dans notre pratique.

LES SOINS VÉTÉRINAIRES EN RENFORCEMENT POSITIF ET DANS LE BIEN-ÊTRE ANIMAL

(Mélissa) Bien choisir son vétérinaire est primordial. Il est très important de pouvoir faire suivre ses animaux par un vétérinaire compétent, idéalement formé aussi en comportementalisme animalier. Mon chien et mes lapins sont actuellement suivis par une vétérinaire incroyable qui travaille exclusivement en renforcement positif. Ma chienne pousse la porte d'entrée de la clinique vétérinaire avec excitation, à peine arrivée dans le cabinet, elle va chercher les balles et les jouets mis à disposition dans la salle d'examen. La vétérinaire prend soin de placer un *roller* à croquettes que ma chienne fait rouler avec plaisir et dont elle mange absolument toutes les croquettes. Lorsqu'elle doit se faire vacciner, la vétérinaire prépare un tapis de léchage qu'elle recouvre de pâtée. Pendant que Tiloup s'occupe de lécher le tapis, la vétérinaire a le champ libre pour administrer les vaccins. La chienne ne se retourne pas, ne grogne pas, ne montre aucun signe de stress ni d'apaisement. Lorsque les manipulations sont terminées, la vétérinaire s'assoit toujours pour écrire le rapport. Tiloup la suit et elle lui montre le tiroir à petits os, et elle en reçoit évidemment un. Ce que j'essaie de démontrer ici c'est que, pour ma chienne, aller chez la vétérinaire, c'est une activité *fun*, positive, qui se déroule dans la bienveillance et où elle est récompensée. Elle a associé les visites chez la vétérinaire à une activité positive. Je n'ai jamais vu un chien aussi content d'aller faire sa routine de vaccins !

Il en va de même pour mes lapins. Ils se font manipuler, vacciner, toujours dans la bienveillance. Mes lapins sont calmes, déstressés et reçoivent des friandises. La vétérinaire prend la peine de cacher leurs yeux, en les emballant dans une petite couverture pour qu'ils soient moins stressés lors des vaccins. Celle que j'ai la chance d'avoir connaît particulièrement bien tous les animaux qu'elle soigne, leurs besoins, leurs limites, leurs signaux de stress et d'apaisement. Son travail est toujours ajusté et adapté aux différents animaux. C'est très important d'avoir un bon vétérinaire quand on est zoothérapeute.

LE CHOIX DE SA VÉTÉRINAIRE POUR UNE ZOOTHÉRAPEUTE

Pour un zoothérapeute ou futur zoothérapeute, il est également important que le vétérinaire avec lequel on va être en lien ait conscience de la réalité de notre travail. Est-ce qu'il sait ce qu'est la zoothérapie ? C'est important de prendre le temps de lui expliquer, qu'il sache avec quel public, auprès de quelle patientèle nous allons effectuer nos prises en charge. Quand notre vétérinaire connaît bien les animaux et il a suffisamment de connaissances en comportementalisme et/ou en éducation positive, il peut nous dire que tel animal, ou telle race de chien, est à éviter parce que tel ou tel comportement peut être dangereux si nous travaillons avec des enfants, par exemple. Il en va de même avec le travail auprès des femmes enceintes. Le cas échéant, certains vaccins pourraient être obligatoires, et le type de nourriture que nous donnons à notre animal peut être contraint. Il est notamment interdit de nourrir son chien à la viande crue si on va travailler auprès des femmes enceintes parce qu'il y a des risques de transmission de certaines maladies. Tous ces éléments-là sont importants et doivent être pris en compte par un vétérinaire qui comprend bien les réalités de notre travail.

Si on choisit de travailler avec des lapins, il y a toute une série de besoins à respecter pour leur bien-être. Le vétérinaire auquel nous nous référons devra être capable de nous aiguiller dans nos choix.

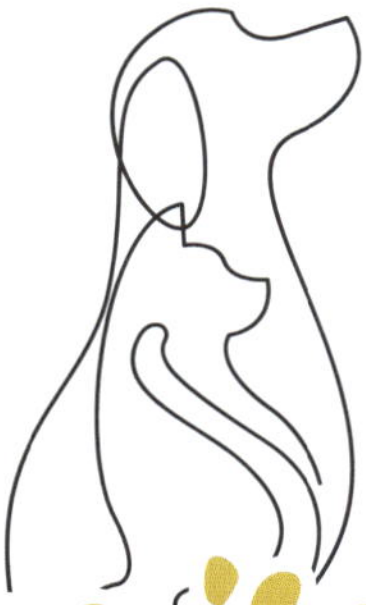

Chapitre 11

TÉMOIGNAGES ET EXPÉRIENCES DE TERRAIN

TÉMOIGNAGES DE PROFESSIONNELLES CONCERNANT LES BIENFAITS DE LA ZOOTHÉRAPIE

Il nous a paru essentiel de faire entendre la voix de quelques-unes de nos professionnelles des divers milieux où nous intervenons, pour qu'elles témoignent des bienfaits de la zoothérapie, certes, mais aussi de la plus-value que représente la zoothérapie dans leur milieu ou dans leur pratique. Nous leur laissons ici la parole.

CAROLINE MAINVILLE
ergothérapeute, hippothérapeute, formatrice

Je suis ergothérapeute et fondatrice de la CRCM (clinique de réadaptation Carolyne-Mainville), une clinique multidisciplinaire pour enfants où les approches traditionnelles de réadaptation ont longtemps cohabité avec des approches plus novatrices, notamment l'hippothérapie. Je suis formée à cette approche depuis 2003, d'abord *via* l'American Hippotherapy Association (AHA), puis par diverses formations à travers le monde, et ultimement par mes propres travaux de recherche. Le partenariat avec le cheval a été pour moi le point de départ de ma carrière d'ergothérapeute en pédiatrie et d'entrepreneur. Chaque instant consacré à cette pratique a été empreint d'une énergie débordante, de précieux moments de bonheur et d'une passion inébranlable à travers les années. J'y ai vécu de grands moments de joie, mais aussi des enjeux significatifs qui m'ont façonnée tant sur le plan humain que professionnel. Pendant dix-sept années, le cheval a été le cœur battant de ma pratique, un catalyseur de petits miracles et le terreau fertile d'un travail d'équipe dynamique et enrichissant. La pandémie nous a malheureusement contraints à cesser nos activités, mais cette approche, de même qu'intégrer des animaux dans ma pratique, revêt toujours un caractère empreint de curiosité et de passion.

À travers ces années, la confusion existant entre les termes employés pour désigner les approches avec le cheval à des fins de thérapie est devenue une source d'inspiration pour clarifier, éduquer et innover. C'est ce qui m'a poussée à retourner aux études afin de compléter une maîtrise en administration de la santé et de mettre sur pied un modèle de pratique, le modèle d'intervention re.a.ch (réadaptation assistée par le cheval) permettant d'encadrer les différentes approches et surtout de clarifier les termes. Beaucoup de travail reste à faire et le transfert de connaissances m'apparaît à ce jour essentiel afin de rendre ces approches sécuritaires et rigoureuses pour les utilisateurs de service.

Problématique

Dans les dernières années, les approches avec le cheval à des fins de réadaptation/rééducation ont pris de l'ampleur à travers le monde en plus de se diversifier. Parmi les différentes approches, l'hippothérapie est de plus en plus connue et utilisée. Selon l'AHA, le terme hippothérapie réfère à la façon dont les ergothérapeutes, physiothérapeutes et orthophonistes se servent d'une pratique basée sur les preuves scientifiques et leur raisonnement clinique, en utilisant le mouvement du cheval comme outil thérapeutique pour atteindre des objectifs sensoriels, neuromoteurs et cognitifs. D'abord plus répandue en Amérique du Nord, l'hippothérapie est actuellement en forte croissance en France.

Cet essor témoigne certes de la reconnaissance des bienfaits que les animaux peuvent apporter à la santé globale des individus. Toutefois, comme le terme hippothérapie n'est toujours pas un titre réservé, les formations offertes ne se basent pas toutes sur les mêmes connaissances ou approches scientifiques et ne mènent pas à une pratique standardisée.

Par ailleurs, cet essor des services en partenariat avec le cheval et mon implication en tant que clinicienne, formatrice et chercheur m'ont menée à remettre en question les termes utilisés pour désigner les différentes pratiques: hippothérapie, médiation équine, équitation thérapeutique, équithérapie, etc. Selon moi, ces termes ne reflétaient pas exactement la nature des services offerts ni la pleine portée de leurs objectifs respectifs. Lorsque je voyais des professionnels se nommer hippothérapeute ou équithérapeute, la confusion était encore plus grande, considérant l'incapacité à identifier les réelles compétences et connaissances de ces personnes.

Dans mon mémoire de maîtrise, j'ai d'ailleurs souligné l'importance de clarifier les termes, et ce, dans un but de protection du public. En effet, le milieu médical, les utilisateurs de services ainsi que les chercheurs qui ont publié dans le domaine emploient les termes équitation thérapeutique, équithérapie, médiation équine et hippothérapie souvent sans distinction. Par ailleurs, régulièrement, dans la littérature scientifique, les termes équitation thérapeutique, hippothérapie et équithérapie sont utilisés de façon interchangeable.

Cette confusion résulte fort probablement de la croissance rapide des approches dans les milieux, de traductions difficiles et souvent sans équivalents, d'une prise de position du milieu médical pour distinguer les approches médicales des autres approches dites thérapeutiques, ainsi que de l'absence d'une modélisation systématique des différentes approches. Il devenait ainsi, selon moi, difficile de localiser la littérature scientifique appropriée à l'approche visée (éducative, de loisir, thérapeutique) et d'en tirer des conclusions valides. Je constatai que cette confusion générait aussi des incompréhensions chez les utilisateurs de services. Ainsi, les informations véhiculées étaient et sont encore aujourd'hui souvent imprécises, ce qui contribue aux risques pour les patientèles (mauvais choix d'approche, présence d'enjeux cliniques, méconnaissance des contre-indications, etc.).

Vers une approche élargie

En tant que pionnière en hippothérapie au Québec, j'ai progressivement compris que l'approche décrite par l'AHA ne correspondait pas tout à fait à ce que je recherchais comme type de pratique. Je souhaitais d'abord conserver les belles couleurs de ma profession d'ergothérapeute et je voyais aussi un potentiel plus large au partenariat avec le cheval et l'environnement équestre. J'ai donc graduellement fait évoluer ma pratique. En collaborant avec les ergothérapeutes de mon équipe et en étant toujours à l'affût des nouvelles connaissances et pratiques, j'ai cherché à intégrer davantage les principes de l'ergothérapie (et de tous nos modèles théoriques) dans les séances avec les chevaux, offrant ainsi une approche holistique et encore plus centrée sur les besoins de mes patients.

Nos services ont ainsi maintenu l'usage du mouvement du cheval en tant que stratégie de réadaptation, sans que celui-ci soit systématiquement notre outil principal d'intervention. Nous avons intégré des interventions en salles (construites à même notre centre d'hippothérapie), des activités lors du pansage, des activités au sol en présence du cheval et des activités post-séance, en salle. Ainsi, c'est l'ensemble de l'activité équestre qui a teinté notre approche, rejoignant l'un des fondements centraux de notre profession, soit l'utilisation d'activités significatives pour atteindre des objectifs fonctionnels visant l'amélioration de l'autonomie de l'individu dans ses différents milieux de vie.

Cette constatation m'a conduite à proposer l'abandon du terme hippothérapie (ou hippothérapeute) au profit d'un vocabulaire plus spécifique, tout en préservant notre titre professionnel réservé comme référence principale. Ainsi, les professionnels du Québec utilisent maintenant les termes ergothérapie, physiothérapie et orthophonie assistée par le cheval. De la sorte, nous protégeons les patientèles en précisant le type de service offert, tout en limitant la confusion des termes reliées aux terminologies à la fois imprécises et similaires (par exemple : hippothérapie, équithérapie).

Par ailleurs, ces appellations aident à clarifier le fait que les professionnels intègrent différentes modalités d'intervention spécifiques à leur domaine, celles-ci étant déjà validées par la recherche scientifique. Le modèle d'intervention re.a.ch vient en outre encadrer cette pratique et assure une utilisation judicieuse et sécuritaire des termes.

La valeur ajoutée

Pendant près de deux décennies, j'ai constaté une véritable valeur ajoutée aux services d'ergothérapie assistés par le cheval. J'ai vu mes petits patients développer une motivation inégalée et inatteignable par les approches plus traditionnelles en salle. Par le plaisir ressenti d'être dans un cadre alternatif, avec des animaux et une équipe passionnée et bien formée, les enfants progressent tellement plus rapidement ! Encore aujourd'hui, malgré l'arrêt de nos services, nous ressentons à la fois la nostalgie et la reconnaissance de notre patientèle, qui évoque avec nous les souvenirs précieux partagés.

Conclusion

Le choix du cheval par les professionnels de la réadaptation représente une approche novatrice et holistique dans le domaine des thérapies assistées par les animaux. En repoussant les limites traditionnelles, en intégrant les principes mêmes de nos professions respectives et en demeurant centrés sur l'importance d'une approche rigoureuse et encadrée, nous pouvons offrir des solutions thérapeutiques riches, distinctes, hors du cadre thérapeutique habituel, ce qui comporte d'énormes avantages pour certaines patientèles. La précision et la réglementation des termes m'apparaissent toutefois à ce jour plus qu'essentielles pour soutenir l'essor de ces approches.

Pour ma part, bien que ma pratique devienne un souvenir qui s'estompe quelque peu, plus les années passent, je me garde active par les formations que je donne, l'écriture de ce texte et le contact quotidien avec mes chevaux, qui vivent actuellement une retraite bien méritée à la maison.

Plus récemment, ma conviction inébranlable quant à la contribution précieuse des animaux à nos services professionnels m'a poussée à explorer le travail avec les chiens. Je suis chanceuse d'avoir Nellie, une chienne extraordinaire qui passe régulièrement des journées à mes côtés à la CRCM. J'espère pouvoir développer davantage cette approche et en faire profiter les enfants que nous accompagnons, afin qu'ils puissent bénéficier de l'incroyable soutien que la présence du chien peut leur apporter dans leur parcours vers le bien-être et l'autonomie.

CAROLINE BEAULIEU
directrice d'école

En tant que directrice d'une école défavorisée, je place le bien-être social et émotionnel au cœur des difficultés des apprenants. Nous avons eu la chance de percevoir des fonds gouvernementaux pour engager l'entreprise Au bout du museau afin qu'elle vienne réaliser des sessions avec des élèves sélectionnés. Mon équipe et moi-même avons vu comment les élèves réagissent aux différents animaux, combien ils étaient plus calmes les jours où nous avions les animaux à l'école et comment le taux d'absentéisme diminuait les jours de thérapie. Au fil du temps, nous avons également constaté que les élèves étaient plus à même de faire face à leurs difficultés personnelles. Malheureusement, je ne dispose pas de données brutes pour justifier une augmentation des résultats scolaires à la suite de l'intervention, mais je sais, d'après les sourires que j'ai vus, que les animaux (et les thérapeutes) ont fait une différence dans la vie de ces élèves.

VÉRONIQUE HENSGENS
psychologue en individuel avec et sans animaux

Aussi loin que je me souvienne, les animaux ont joué un rôle important dans ma vie. Déjà petite, le monde des humains me semblait difficile à comprendre, alors qu'avec les animaux, tout était simple et facile. J'avais ma place parmi eux. Ils ont été et sont toujours mon refuge dans les moments difficiles.

Avec l'âge, j'ai appris le langage de l'humain tout en restant proche de l'animal. Sans ce lien, ma vie aurait été beaucoup plus compliquée.

Persuadée que je n'étais pas la seule à vivre ces difficultés, j'ai longtemps cherché l'outil légitime et de qualité pour intégrer l'animal dans ma pratique de psychologue.

Lors d'une de mes formations, j'ai eu le plaisir de rencontrer Mélissa et, au cours de nos conversations, j'ai découvert qu'elle était zoothérapeute formée au Canada. Alors, dans un élan spontané, je lui ai demandé quand elle nous enseignerait cet outil formidable avec le professionnalisme canadien. Je n'attendais que cela.

Environ un an plus tard, le mail arrivait... La vie me faisait un cadeau inestimable. Mélissa m'a entendue et m'a proposé une formation de zoothérapie en partenariat avec des professionnels canadiens... dont faisait partie Audrey. J'avais enfin trouvé mon outil pour allier la psychologie et le bienfait de l'animal dans mon travail au quotidien.

Cette formation qualifiante proposée par Audrey, Mélissa et Danny m'a donné les compétences nécessaires pour valider l'apport bénéfique de l'animal sur l'amélioration du bien-être de mes patients, tant sur le plan personnel que relationnel. Depuis plus d'un an, maintenant, mon rêve devient une réalité au quotidien. J'utilise la zoothérapie aussi bien avec les enfants qu'avec les adultes. Mon espace de travail est désormais rempli d'animaux et d'humains.

VÉRO MIGLIA
enseignante

La zoopédagogie ou la magie canine : quand un chien révolutionne une salle de classe !

Enseignante depuis huit ans, je travaille dans une école primaire sur la Rive-Sud de Montréal. Dans le système scolaire québécois, on compte un nombre important d'écoles situées en milieu défavorisé, et la mienne en fait partie. Ces milieux présentent certains défis tels que des élèves ayant un grand retard scolaire ainsi que des difficultés d'apprentissage et de comportement. Plusieurs de ces enfants sont sous-alimentés et laissés à eux-mêmes. Les parents ne sont pas toujours en mesure de les aider dans leur parcours scolaire ou même de collaborer avec l'enseignant. Si cette bien triste réalité fait peur à certains enseignants, pour d'autres, c'est un défi de taille qui vaut le coup !

Il y a plusieurs raisons pour lesquelles ces derniers choisissent de travailler dans ces milieux. Enseigner dans des environnements difficiles peut être un défi stimulant sur le plan professionnel, même si cela demande beaucoup de flexibilité et d'engagement pour atteindre les objectifs d'apprentissage. De plus, beaucoup d'enseignants sont motivés par le désir de faire une différence dans les communautés qui en ont le plus besoin afin de réduire les inégalités sociales et éducatives.

J'ajouterais qu'il est extrêmement gratifiant de voir le progrès des élèves et de contribuer à leur succès malgré les défis auxquels ils sont confrontés tous les jours. Je suis fière de travailler en milieu défavorisé et d'avoir des collègues exceptionnels qui font une réelle différence dans la vie de chacun de ces enfants. Bien que le métier d'enseignant soit exigeant et qu'il comporte de nombreux défis, je cherchais à changer la vie de mes élèves de manière significative et unique. J'ai longtemps voulu lier ma passion pour l'enseignement avec mon amour pour les animaux, et la vie m'a fait un énorme cadeau en mettant Audrey Desrosiers, de l'entreprise Au bout du museau, sur mon chemin. Cette rencontre m'a poussée à faire de mon rêve une réalité. C'est ainsi qu'après plusieurs démarches et formations, j'ai réussi à intégrer la zoothérapie à ma pratique enseignante et cet ajout a complètement transformé ma classe. Je suis maintenant très fière d'affirmer que depuis trois ans, une présence bien particulière enrichit ma salle de classe. Une à deux journées par semaine, mes élèves ont la chance de grandir dans un milieu stimulant où un chien vient dans leur quotidien pour faire, lui aussi, une différence à son tour.

Ce chien n'est pas seulement un animal de compagnie, mais bien un membre à part entière de ma classe et même de mon équipe pédagogique. La zoopédagogie aide les enfants à développer leur autonomie, à augmenter leur estime de soi, à réduire le stress et l'anxiété, à s'ouvrir aux autres et encore bien plus, mon compagnon à quatre pattes est un allié inestimable qui fait la différence dans le parcours scolaire de mes élèves. Son impact sur les élèves et le personnel enseignant dépasse de loin mes attentes initiales.

Je crois fortement que la présence de l'animal en classe ou en milieu scolaire contribue positivement à la réussite des élèves, et ce, autant sur le plan social qu'académique. Sur le versant social, l'arrivée de notre compagnon à quatre pattes en classe apporte une atmosphère calme et réconfortante. Les élèves attendent toujours le moment de la semaine où ils pourront partager des moments précieux avec l'animal. D'ailleurs, j'ai remarqué que le taux d'absentéisme, lors des journées de zoopédagogie, a considérablement baissé. L'animal procure un sentiment de sécurité et sa présence est rassurante pour les élèves. Ce sentiment permet à des élèves plus timides ou anxieux de s'ouvrir davantage en classe, ce qui contribue à instaurer une dynamique de classe plus inclusive et bienveillante.

Travailler avec un chien en classe a renforcé le sens des responsabilités chez mes élèves. Les journées où l'animal est présent, ils doivent garder leur environnement de travail propre. Il est important de ne rien laisser au sol afin d'éviter que le chien ingère des objets indésirables. Leur engagement les incite à maintenir un espace propre au quotidien grâce aux habitudes qu'ils ont développées lors de ces journées de zoopédagogie. Aussi, j'ai remarqué que les élèves manifestent leur souci des besoins de l'animal en veillant à ce qu'il ait toujours de l'eau. Prendre soin d'un être vivant développe non seulement leur autonomie, mais également leur sens de l'empathie et de la compassion.

La présence de mon compagnon à quatre pattes joue aussi un rôle crucial dans la gestion des émotions des élèves. Que ce soit du stress, de l'anxiété, de la colère ou de la tristesse, passer du temps avec le chien leur offre un moyen de se calmer et de se recentrer lorsqu'ils vivent un moment difficile. Les enfants comprennent rapidement que, contrairement à l'humain, l'animal n'est jamais dans le jugement. J'ai été témoin de scènes durant lesquelles des élèves ont confié avec vulnérabilité des choses troublantes, sachant qu'ils ne seraient pas jugés. Cette présence apaisante et réconfortante pour les enfants me permet de mieux comprendre le bagage de certains élèves et ainsi de mieux les accompagner par la suite.

Sur le plan académique, la présence du chien améliore grandement le climat d'apprentissage. Les enfants sont motivés et ils sont plus engagés dans les activités en classe. Lorsque l'animal est présent, j'oriente mon enseignement vers le réinvestissement des connaissances. Le chien joue un rôle essentiel puisqu'il devient le maître du jeu, ainsi tout est possible grâce à la présence de l'animal. Que ce soit en mathématiques, en français, en sciences ou pour toute autre matière académique – tout est possible.

Pour donner un exemple : si j'ai travaillé précédemment, avec les élèves, les quadrilatères convexes et non convexes, je pourrais faire un parcours au sol avec deux cerceaux. À l'intérieur du premier cerceau, on retrouverait le mot « convexe » et dans le second, les mots « non convexe ». J'inviterais les élèves à piocher à tour de rôle un quadrilatère dans le sac à dos du chien et à aller le déposer dans le cerceau qui correspond au quadrilatère pigé[1]. Si le quadrilatère est placé au bon endroit, l'enfant peut ensuite prendre une gâterie et demander au chien de venir la manger.

1. Piger : tirer, piocher (Québec).

Les élèves souhaitent tellement offrir une gâterie au chien qu'ils donnent toujours leur meilleur pour réussir. Cela demande une préparation supplémentaire afin d'inclure le chien dans mes activités, mais elle en vaut grandement la peine.

Il est aussi important de mentionner que le chien ne peut pas travailler toute la journée ainsi. Il a lui aussi besoin de moments de repos afin de garder sa motivation et son intérêt. Cela dit, la présence du chien rend les apprentissages beaucoup plus ludiques. L'animal peut aussi être un excellent compagnon de lecture : les élèves aiment s'installer à ses côtés afin de lui faire la lecture à voix basse. Cela crée une expérience unique et enrichissante. Le chien écoute attentivement sans juger ni corriger l'enfant, ce qui permet à ce dernier de développer sa confiance en soi et ses compétences en lecture dans un environnement sans stress.

J'ai vu des élèves se découvrir un nouvel intérêt pour la lecture puisqu'ils avaient envie, eux aussi, d'être cette personne qui raconte une histoire au chien. Lorsque le temps me le permet, j'aime beaucoup, lors de la présence du chien en classe, leur lire une histoire dans laquelle un chien est le personnage principal. Cela permet aux élèves de faire des liens avec la présence de notre compagnon et j'aime leur faire croire que ces livres ont été spécialement choisis par le chien. Les enfants démontrent toujours un vif intérêt pour ces livres avec des personnages canins et ils sont généralement plus tentés de les relire par la suite, renforçant ainsi leur amour pour la lecture et leur désir de découvrir de nouveaux albums mettant en valeur la relation unique entre les humains et les chiens.

En conclusion, je dirais que l'ajout de la zoopédagogie à ma pratique enseignante a transformé mon quotidien et celui des élèves. Dans ma classe, l'atmosphère est imprégnée d'une énergie positive et apaisante. Cette expérience enrichissante pour mes élèves contribue à leur engagement et à leur réussite.

Mon compagnon à quatre pattes est un allié pédagogique qui contribue à un environnement d'apprentissage positif, inclusif et empreint d'amour et de bienveillance .

Si être enseignante était déjà le plus beau métier du monde, imaginez être enseignante avec un fidèle compagnon !

VALÉRIE DEGAUQUIER

fondatrice de l'association Animae Mundi – Prendre soin de l'humain par la relation aux animaux et à la nature

Madame K et son chat

Je ne connaissais rien de l'histoire de vie de madame K, mais j'ai tout de suite perçu en entrant dans sa chambre que c'était une dame très distinguée. La maison de repos et de soins où elle séjournait depuis plusieurs mois lui avait donné une chambre individuelle à l'étage. Son état aurait nécessité qu'elle réside au Cantou – l'unité protégée pour les personnes en perte d'autonomie –, mais sa famille avait jugé mieux pour elle de la préserver de la vie collective alors que son esprit s'enfonçait inexorablement dans les abysses d'Alzheimer.

La première fois que je l'ai rencontrée, ses mots n'étaient déjà plus intelligibles, ce qui ne l'empêchait aucunement de vociférer avec vigueur, manifestant violemment envers autrui le désarroi de sa désorientation grandissante.

C'étaient en mes débuts en tant que praticienne en relation d'aide associant l'animal. Fraîchement certifiée par l'organisme français où je me suis formée (Présence animale, en Savoie), je cherchais à nourrir mon expérience à titre bénévole avant de proposer une offre de services en meilleure connaissance de cause. Rien de tel que l'expérience du terrain pour découvrir ses couleurs propres, et bien que je fusse très au clair avec mes intentions, il me manquait du vécu de mise en contact de mes animaux avec mes bénéficiaires.

À ma demande, le psychologue privé de la résidence des A., à Bruxelles, avait accepté que je l'accompagne dans sa tournée hebdomadaire. Il a une fibre très humaniste, il pratique, entre autres outils sensoriels, la musicothérapie. Bien qu'il ne connût pas grand-chose aux animaux, mon approche lui parlait. Je partis donc à la découverte de ses patients.

On m'avait dit de madame K qu'elle adorait les chats. Dans sa chambre, il y avait une très belle photo en noir et blanc d'elle du temps de sa jeunesse, et en effet beaucoup d'images de félins. Lors de ma toute première visite, j'étais accompagnée de mon chien, Miuzz, un adorable croisé labrador-golden, mon partenaire de médiation canine avec qui j'ai tout appris. Miuzz allait vers tout le monde avec une grande facilité. Mais il n'y a eu aucun *crush* entre madame K et lui. Elle ne l'a pas regardé une seconde. Il lui a rendu son désintérêt sans sourciller. Un juste équilibre. Jonathan, le psychologue, m'avait assuré qu'avec un chat, les portes s'ouvriraient... Me voilà un mois plus tard auprès de madame K, avec un lapin blanc prénommé Love, et mon chat miel, Oz. Madame K s'était un peu plus enlisée dans les sables mouvants de sa conscience, elle ne se levait plus toute seule et le mutisme avait pris le dessus sur ses expressions de révolte. Son regard se perdait dans d'autres dimensions. J'essayai de lui présenter Oz, mais le contact ne se fit pas. Oz non plus n'eut pas le *feeling*, il préféra gambader librement. Je posai Love sur ses genoux et peu à peu son visage s'éclaira, elle se mit à caresser Love, un peu machinalement, mais tout de même, elle se souvenait du geste.

C'est alors qu'elle entra spontanément en relation avec moi, nous échangeâmes des regards de joyeuse connivence, des gestes miroirs, des brins de rire. Jonathan immortalisa le visage radieux de madame K en photos, il voulait les envoyer à son mari.

L'équipe me dira plus tard que l'entourage de madame K ne l'avait plus vue sourire depuis longtemps et que c'est à eux que ces photos allaient faire du bien... Je ne les rencontrerai jamais, mais je fus émue par cette épreuve qui est aussi la leur.

Forte de ce premier moment de limpide complicité, je revins le mois suivant avec ma petite chatte noire, Feliz. Dans ma grande candeur de l'époque, je partais du principe qu'une rencontre réussie était un socle acquis d'avance. Solide désillusion. Madame K avait encore décliné, son corps s'affaissait sur son fauteuil, ses yeux étaient éteints, les portes de sa prison intérieure se refermaient de plus en plus. Dans ses bras, une petite peluche de chat, toute feutrée. Pensant lui faire plaisir, je retirai la peluche et posai ma vraie chattounette sur ses genoux. En un éclair, madame K revint à elle et repoussa Feliz de toutes ses forces. Elle était fâchée, elle se referma, la connexion fut perdue, je repartis complètement dépitée. Triste surtout : que s'était-il passé pour qu'elle mette autant d'énergie à rejeter ce qui devait être un bienfait ? J'appelai Anne, une de mes enseignantes de médiation animale devenue une amie. Je lui racontai la séance, je lui parlai d'échec. Anne, dans sa grande finesse, me tendit une clé. Elle avait compris mon faux pas : j'avais retiré sa peluche des mains de madame K... À cet instant précis, j'entrai dans le monde symbolique de cette vieille dame, je découvris les contours de la réalité qu'elle se créait elle-même, pour continuer à exister au-delà de la perte de ses repères d'avant. Ce que nous voyons comme une peluche, elle le voit comme un animal vivant...

Le mois suivant, je revins avec Marcus, le plus âgé de mes chats, un super baroudeur de gouttières qui est dans ma vie depuis qu'il est chaton et que je ne destinais absolument pas à la médiation animale. Je m'installai à côté du fauteuil ergonomique duquel madame K ne bougeait plus. Je lui parlai tout en sachant qu'elle ne pourrait pas répondre ; peut-être même ne pouvait-elle plus du tout me comprendre. Sa peluche de petit chat rabougri était posée sur elle, je remarquai qu'elle était noir et blanc, comme Marcus. Madame K la caressait. Mon chat à moi était posé dans mes bras, je le caressais. Il se mit à ronronner. À ce moment madame K se tourna vers moi, plongea ses yeux dans les miens et me dit d'une façon parfaitement articulée : « On a la même chose. » Je maîtrisai de mon mieux la tempête d'émotions qui me traversa. J'en profitai pour pousser un peu plus loin les portes, je couchai Marcus sur ses genoux, il continua à ronronner. Elle caressait deux chats à présent. Nous les nourrîmes avec un peu de fromage à tartiner qui restait sur son plateau. Elle s'appliqua, se concentra sur le bout de son doigt sur lequel venait s'accrocher la petite langue râpeuse de Marcus, prit du plaisir. Le temps était suspendu... J'étais seule avec elle, personne à part moi n'a été témoin de son retour fugace sur le plan des vivants. Mon cœur prit la pleine mesure de ce petit miracle, si ténu soit-il, si peu porteur de conséquences, si ce n'est pour moi.

Par l'ouverture fugitive de cet espace de complicité improbable, comme une passerelle lancée entre deux univers parallèles, j'ai reçu de madame K le plus beau des enseignements : la rencontre a lieu si tu te donnes la peine de pénétrer dans le monde de l'autre. Pour que la magie opère, l'inviter dans le tien ne suffit pas.

Madame K ne descendra jamais au Cantou. Je ne l'ai plus revue depuis ce moment de grâce qui n'appartient qu'à nous. Il ne lui aura fallu que quelques mois pour complètement s'effacer de la surface de la Terre et laisser à quelqu'un d'autre sa chambre pleine de chats imaginaires.

VALÉRIE
assistante sociale en foyer, secteur de l'aide à la jeunesse

Raconter une séance mettant en évidence ce que la présence de l'animal vient susciter, autoriser, travailler, apaiser, soigner...

Je me suis formée à l'hippothérapie à la Ferme équestre de Louvain-la-Neuve. Je suis assistante sociale au sein d'une institution hébergeant des enfants dont les parents ne peuvent assurer l'accompagnement au quotidien. Dans ce cadre, je propose des séances d'hippothérapie en individuel, en groupe et en famille. Ces moments sont organisés au sein d'un élevage d'une quarantaine de chevaux permettant ainsi la rencontre avec différents profils et de respecter la disponibilité de chacun.

J'ai choisi de relater une séance que j'ai proposée à Nicolas[2] et à sa maman, Graziella. La mère a été victime de violences physiques et sexuelles durant l'enfance. Ses traumas parasitent son quotidien. En alerte permanente, elle se vit en constante agression et est en difficulté pour assumer son rôle de mère. Nicolas est hébergé en dehors du milieu familial depuis ses 18 mois et la perspective de cette prise en charge à long terme ne fait pas de doute. L'organisation des contacts est réfléchie et ajustée en fonction de l'évolution de la relation et de l'impact de ces moments sur le développement de l'enfant.

Nicolas et sa mère sont attirés par les animaux et la proposition d'aller rencontrer les chevaux a été accueillie favorablement. Les souvenirs d'enfance et l'enthousiasme de Graziella ont favorisé l'adhésion de son fils à la proposition d'activité. Le jour de l'activité, un moment d'introspection leur a permis de se rejoindre dans leurs émotions et besoins communs. Sérénité, joie et peur ont pu se déposer. Chacun a confirmé sa volonté d'aller à la rencontre des chevaux ainsi que le besoin d'être soutenu dans cette démarche pour l'envisager avec sécurité. Après un moment d'observation du troupeau et des différentes manifestations des chevaux, ils ont accepté l'idée d'entrer dans le paddock.

Graziella manifestait davantage d'insécurité et de difficulté à activer les moyens lui garantissant son espace de sécurité. Certains chevaux l'ont envahie, activant son mécanisme de fuite. Après un moment d'ancrage

2. Les prénoms ont été changés.

et de conscientisation de leur besoin d'espace, ils ont pu y retourner et ensemble prendre soin de ce périmètre. Ce moment dans le troupeau et leur disponibilité à la rencontre les ont amenés à se connecter avec un cheval en particulier. Gam's est venu spontanément vers eux leur manifestant son intérêt – bonheur d'être choisis par lui... Ils se sont apprivoisés réciproquement, confirmant leur volonté d'aller plus loin dans la rencontre.

Nicolas et sa mère ont pris soin de Gam's, le brossant précautionneusement, veillant à ses réactions et manifestations, se répartissant les tâches. Les sens en éveil, ils exploraient son corps de leurs mains, humant son odeur particulière. Graziella évoquait des souvenirs positifs de son enfance, se reconnectant à des ressources profondes. Nicolas observait sa mère prendre du plaisir, buvait ses paroles et répétait ses gestes adéquatement. Prenant soin du cheval, ils prenaient soin d'eux, vivant pleinement l'expérience ensemble. Nicolas a manifesté son souhait d'aller en piste, explorer ce nouvel espace. Ensemble, ils ont mené Gam's sur le sable et selon ma proposition, Graziella a retiré le licol, permettant au cheval d'agir en liberté et d'ouvrir de nouvelles suggestions. Il s'est roulé, gratté, couché. Graziella et son fils se sont accordés afin de le rejoindre progressivement et de retrouver la proximité.

Le cheval leur a exprimé sa confiance et son intérêt, les suivant en liberté à travers la piste selon leurs suggestions communes. Spontanément, la mère a questionné la possibilité pour son fils de monter sur le cheval. Nicolas a marqué une hésitation mais, encouragé et rassuré par les paroles de sa mère, il a accepté de tenter l'expérience.

Revêtu de son tapis de monte, Gam's l'a accepté sur le dos, Graziella veillant à la sécurité de son fils et, en tenant le cheval, elle rendait ce moment possible. Nicolas s'est laissé porter, s'est déposé et l'énergie s'est canalisée. Doucement et avec l'accord de tous, Gam's a été invité à se déplacer. Pas à pas, les mouvements faisaient osciller le corps de l'enfant, Nicolas profitait pleinement de ce bercement doux, délicat et chaud en sécurité grâce à sa maman. Ce moment lui a permis de revivre cette expérience, de nourrir ce qui devait l'être. Par l'intermédiaire du cheval, Graziella offrait les bercements et le maternage dont son fils manque tant. S'est ensuivi un moment de relaxation. Nicolas s'était retourné et spontanément couché sur le dos du cheval. Il l'enlaçait. Bercé par la respiration de Gam's et le son de ma voix, il s'est installé dans une détente profonde. Graziella a alors posé une couverture sur lui, concevant ainsi un cocon chaleureux. Accompagnés par le chant des oiseaux, nous sommes restés dans ce moment de calme, profitant pleinement. Cette séance leur a permis de vivre une expérience commune, de créer de la complicité et de l'entraide. Ensemble, ils ont été choisis par ce cheval, qu'ils ont pris le temps d'apprivoiser. Des besoins ont pu émerger et trouver satisfaction grâce à cette présence fabuleuse. Ils se sont quittés valorisés, remplis de ces précieux moments qu'ils se sont promis de revivre ensemble. Je garde en mémoire tous ces instants pépites rendus possibles grâce à nos amis les chevaux. Je suis toujours émerveillée de tout ce qui se mobilise juste par la présence, de ce qui se crée et se vit ensemble, de ce qui se connecte profondément au-delà des mots.

Quelques semaines après cette rencontre avec les chevaux, Graziella m'a raconté avoir effectué une séance d'hypnose au cours de laquelle elle était invitée à se replonger dans un moment agréable de sa vie, ce qui la ramenait systématiquement à ce moment avec son fils et ce cheval. Quel cadeau d'apprendre que cette expérience est désormais un levier pour elle, une ressource pour avancer dans le chemin qui est le leur.

AXELLE BREUL
psychologue infanto-juvénile

Je suis psychologue clinicienne et psychothérapeute pour les enfants, adolescents et familles. J'ai exercé pendant plusieurs années dans différents services pédopsychiatriques en hôpital et je travaille en parallèle en libéral. Dans ma pratique, il est primordial d'aller rejoindre la personne là où elle en est dans ses besoins, ses ressources et ses difficultés de manière holistique. Mes outils de prédilection sont le jeu et la créativité. Ces deux éléments permettent de coconstruire un espace sécurisant d'expérimentation et d'expression de soi.

J'ai rencontré Mélissa Snauwaert il y a maintenant plusieurs années au sein d'un service pédopsychiatrique. Elle n'en était qu'aux prémices de sa pratique de zoothérapeute, mais son énergie solaire et sa vision de l'accompagnement de la personne ont rapidement pris sens pour moi. C'est donc tout naturellement que, quelques années plus tard, nous nous sommes associées afin de réunir nos pratiques et de proposer un cycle d'ateliers de zoothérapie pour accompagner en groupe des duos de parents et petits enfants (3 à 5 ans). Notre objectif thérapeutique est de renforcer le lien affectif reliant chaque parent à son enfant en le mettant au travail à travers des moments de séparation, de retrouvailles, de coconstruction et de mise en mots. Nous accompagnons de manière étroite ces duos afin d'accueillir et d'accompagner tous les mouvements émotionnels que ces expériences peuvent faire émerger. La place des animaux lors de ces ateliers est variable. Ils peuvent soit participer aux activités en elles-mêmes de manière active soit être simplement présents à nos côtés afin d'accueillir les mouvements émotionnels traversant les différents participants. Le moment que je souhaite mettre à l'honneur par ce texte prend place lors du deuxième atelier de notre cycle. Nous proposons aux duos de matérialiser leur lien en réalisant une grande corde en utilisant divers matériaux de tailles et textures différentes : des plumes, des perles, des ballons, des cure-pipes, etc. L'objectif est de pouvoir représenter et visualiser leur lien qui est éminemment unique et spécial. Ensuite nous les invitons à accrocher chacun une extrémité de leur lien à son poignet. Nous proposons aux parents de se rendre avec Mélissa dans une salle attenante tandis que je reste avec les enfants et Tiloup (le chien de Mélissa) dans la salle principale. L'objectif de cette partie de l'atelier est de parvenir à expérimenter une séparation (élément auquel les enfants sont régulièrement confrontés lorsque les parents partent, par exemple au travail, au restaurant ou au cinéma, et qu'eux restent à la maison) tout en visualisant que même s'ils ne se voient plus, le lien continue à exister sans subir d'altération.

Mélissa et moi, nous avions anticipé que ce moment serait compliqué à gérer émotionnellement pour certains des enfants. Pour les accompagner dans ces émotions, nous avions enfilé à Tiloup un manteau sur lequel étaient accrochées différentes cartes émotions ainsi qu'un talkie-walkie afin de pouvoir communiquer avec les parents en cas d'urgence. L'objectif était que moi-même ainsi que Tiloup et son matériel puissions accompagner les enfants dans leurs émotions. Quelle ne fut pas ma surprise en voyant Tiloup pleurer, gémir et gratter à la porte pour retrouver sa maman ! Nous n'avions pas du tout anticipé qu'elle vivrait également une séparation pouvant générer chez elle des émotions. Ma surprise et mon émerveillement furent grandissants lorsque plusieurs enfants se réunirent pour réfléchir à des solutions afin de rassurer Tiloup et les expérimenter : des caresses, lui parler doucement à sa hauteur en lui disant de ne pas s'inquiéter, que sa maman allait revenir, lui donner des friandises... Les enfants mobilisèrent donc leur empathie, leur groupe et leurs ressources pour identifier et accompagner les émotions de Tiloup et, par identification, travailler leurs propres émotions. En tant que clinicienne, ce moment complètement imprévu fut magique et profondément thérapeutique, et Tiloup en fut la clé.

ZOOTHÉRAPIE ET LANGAGE

(Audrey) Une histoire bien personnelle et chère pour moi… celle de Magnolia.

Mise en adoption à sa naissance, elle dut attendre jusqu'à ses 2 ans avant de trouver une famille pour l'accueillir. J'ai rencontré Magnolia alors que dès son arrivée, les parents avaient compris toutes les lacunes que cette petite avait pu accumuler au fil des mois à l'orphelinat. Elle ne supportait aucun vêtement, pas de couche, refusait d'être prise dans les bras, ne dormait pas, était ultra anxieuse, tolérait très peu les bruits, le bain, les repas étaient difficiles, elle ne semblait pas montrer d'intérêt aux échanges ou à la communication et était effrayée par les objets de la vie courante. Elle était donc évaluée et suivie en ergothérapie et venait en zoothérapie-orthophonie à ma clinique privée pour combler ses retards.

N'ayant été stimulée d'aucune façon, Magnolia devait faire face à beaucoup de défis.

Pendant les premiers mois d'intervention, chaque semaine, elle refusait de me regarder, de participer aux jeux, de regarder les animaux présents, se tenait à l'écart dans la salle d'intervention, ou sur papa et maman, assis au sol. Ses parents, attentifs et dévoués, jouaient alors avec nous, pour lui montrer qu'elle ne courait aucun danger.

Ensuite sont venus les coups d'œil inquiets, mais aucune interaction, et refus catégorique lors de nos invitations.

Avec patience et amour, constance et bienveillance, j'ai réussi à gagner sa confiance. Un jour, Hermine, ma cockapoo enquiquinante, voulait à tout pris sa balle préférée, et jappait pour me le faire savoir. Je me suis immobilisée sur place, de peur que ce jappement ne fasse reculer Magnolia et qu'on perde le peu qu'on avait gagné jusque-là. Au lieu de cela, Magnolia s'est mise à pousser un « Aahh », comme en réponse à Hermine. Cela a été le début d'une communication, tout d'abord délicate et à distance, mais qui a fini par prendre le pas et par s'installer progressivement. Tout cela, grâce à Hermine et à son impatience. C'est pour cela que l'on dit toujours que nous avons besoin d'un chien au « naturel » en intervention, libre de ses actes, car de petits miracles comme celui-ci peuvent arriver.

Au bout d'un an et demi, Magnolia arrivait en intervention en courant, elle riait aux éclats, roulait au sol avec mes partenaires d'intervention. Elle rattrapait ses retards, parlait sans cesse, faisait ses propres choix, se déguisait (vous auriez dû la voir arriver, toute fière, avec son tutu de ballet... elle ne voulait plus l'enlever !). Elle était devenue une petite fille radieuse et coquine.

Puis est venu le moment de la séparation. Magnolia n'avait plus besoin de venir en intervention, elle avait rattrapé tous ses retards et répondait désormais aux attentes de la courbe de développement pour son âge...

J'ai réellement aimé d'amour cette petite, heureuse de la savoir où elle devait être, et je ne pouvais m'empêcher de regretter son départ.

Finalement, d'autres enfants ont eu besoin de mes services... et la vie continue. Puis, un matin, j'ai reçu un courriel. Mon sang n'a fait qu'un tour : sa maman nous donnait des nouvelles, à moi et à deux autres ergothérapeutes qui ont évolué avec Magnolia... Presque deux ans plus tard ! Voici ce qu'elle écrivait :

> *Bonjour à vous toutes,*
>
> *Dans quelques jours, Magnolia débutera la maternelle. Depuis les quatre dernières années, vous avez toutes permis à Magnolia de développer ses capacités, de puiser dans ses ressources personnelles et de se construire une bonne estime d'elle-même.*
>
> *Certaines parmi vous ont côtoyé Magnolia alors qu'elle était anxieuse et qu'elle se méfiait des gens.*
>
> *Vous avez cru en ses capacités et lui avez donné des outils lui permettant d'aller au-delà de ses obstacles. À travers vos interventions et vos connaissances, elle s'est épanouie.*
>
> *Aujourd'hui, elle intégrera le milieu scolaire avec assurance, mais surtout avec le désir d'apprendre et de faire confiance à l'adulte.*

Pour chacune qui recevrait ce message, nous vous remercions et souhaitons qu'il y ait encore plusieurs enfants qui puissent bénéficier de vos compétences et de votre professionnalisme.

Continuez à tendre la main à ces petits rayons de soleil qui seront notre société de demain.

Je suis encore très émue au moment de relire ce message. Ne sous-estimez *jamais* l'importance de chaque petit geste en intervention, l'impact que la zoothérapie peut avoir est phénoménal... Je suis très fière de vous la présenter : voici la grande Magnolia !

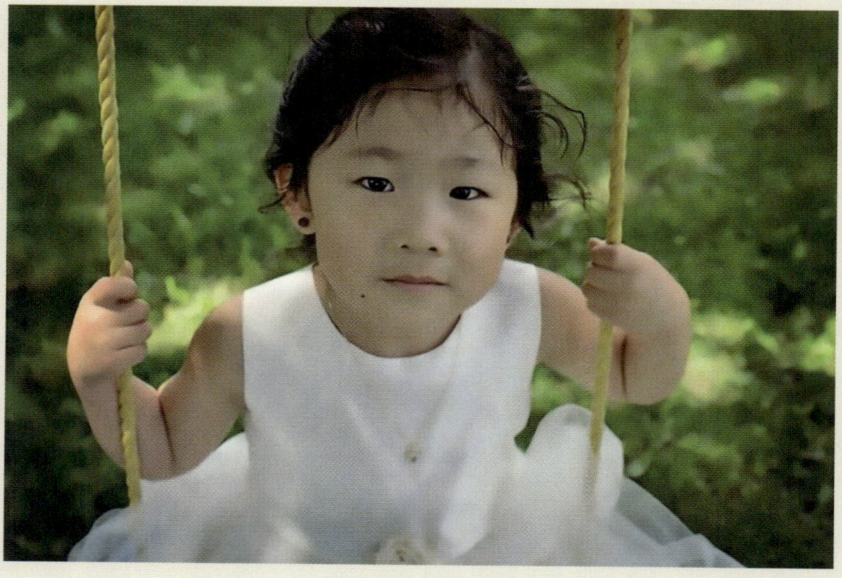

ZOOTHÉRAPIE ET ENFANTS PLACÉS PAR LE JUGE

Je vais relater ici deux séances de zoo-animation que j'ai proposées dans un foyer avec un groupe de quinze jeunes, ayant tous entre 6 et 14 ans, placés par le juge. Les objectifs d'intervention de la première séance étaient les suivants: améliorer la cohésion du groupe, augmenter la capacité d'attention et d'écoute, développer des outils pour diminuer son stress et permettre l'ancrage.

J'ai préparé la séance en l'imaginant avec Tiloup, mon berger australien de 3 ans qui reflète bien souvent l'énergie du groupe. Elle peut se montrer très énervée, excitée, bruyante et joueuse. Elle a besoin de la collaboration et du soutien de l'ensemble de groupe pour se calmer et se laisser aller. Tiloup s'était blessée quelques semaines avant la séance, lors d'une longue promenade et était en rémission presque totale. J'ai exprimé le souci de prendre soin d'elle, de lui apprendre à respirer et à s'ancrer pour lui permettre de guérir complètement. J'ai proposé une séance de TTouch (méthode Tellington TTouch) en leur montrant et en leur permettant d'expérimenter quelques techniques de toucher doux qui diminuent considérablement la douleur, le stress, la pression artérielle et améliorent la qualité du sommeil. L'idée était de s'entraîner entre nous, de se connecter à nos ressentis, de pouvoir exprimer nos sensations mais aussi nos limites et ensuite de pouvoir transposer notre travail sur Tiloup.

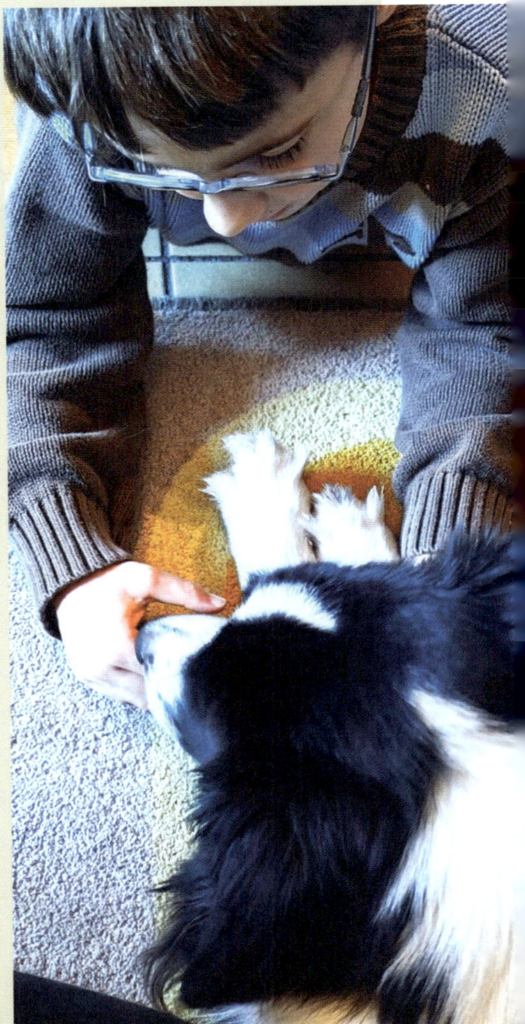

Il y a vraiment quelque chose qui se passe lorsqu'un enfant souffrant d'un trouble de l'attachement se fait toucher. Les enfants du foyer ont tous un contexte de vie difficile et ont énormément souffert, par négligence ou maltraitance de la part des adultes. Ils ont développé des comportements plutôt à tendance de rejet parce que l'autre est bien souvent considéré comme dangereux et indigne de confiance. Un câlin, un bisou ou une poignée de main sont autant de touchers qui peuvent déclencher (c'est-à-dire faire réagir négativement) ces enfants en un clin d'œil. Mais s'ils se sentent suffisamment sécurisés, ils peuvent vous laisser une ouverture. Si vous respectez leur rythme, et qu'ils souhaitent entrer en contact, le toucher transforme considérablement la dynamique. C'est tellement fort et beau, l'enfant qui se rapproche, qui vous demande un massage du dos, qui se laisse aller, qui se couche près du chien, tout le monde étant prêt à s'endormir. La présence de Tiloup, la motivation à faire ces touchers sur elle et leur envie de prendre soin d'elle leur ont permis de transcender leurs barrières personnelles. Moi qui les vois pourtant au quotidien éprouver de grandes difficultés, j'ai été subjuguée de constater la rapidité avec laquelle ils se sont connectés entre eux et avec Tiloup.

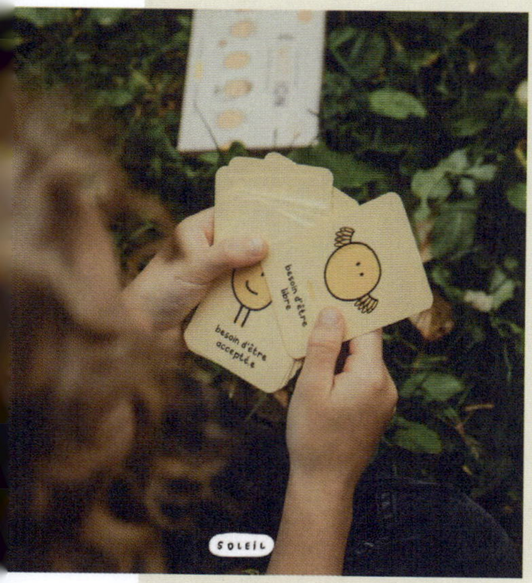

Trois mois après, les enfants parlaient encore de ces techniques de massage qui ont aidé l'ensemble du groupe à redescendre en pression et à diminuer le stress. Tiloup est évidemment devenue l'icône du foyer. Elle est demandée, gâtée, récompensée, investie de plein d'amour et d'attention.

La deuxième séance concerne Capsule, ma lapine bélier de 3 ans. L'objectif principal de la séance était l'identification de ses propres besoins. Capsule se tenait sur une table basse, sur sa couverture, entourée d'une trentaine de cartes[3] exprimant chacune un besoin spécifique (besoin d'être libre, d'être accepté·e, etc.).

3. Les cartes que j'utilise sont conçues par Soleil Laflèche, une thérapeute en relation d'aide au Québec.

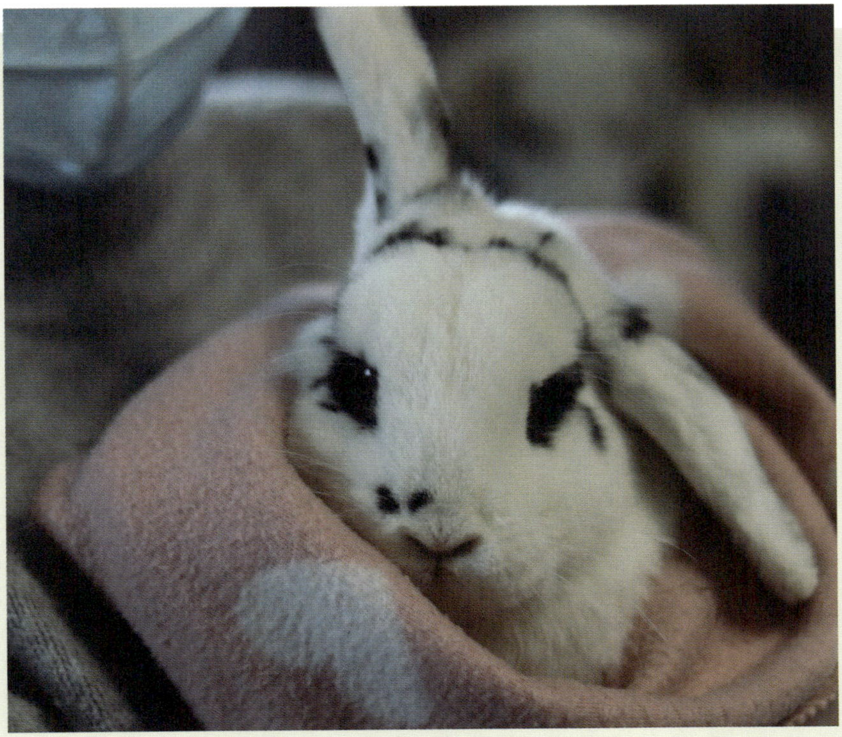

Les friandises pour lapin étaient posées sur les cartes pour que Capsule « choisisse » et qu'on puisse identifier avec les enfants quels étaient ses besoins à elle. Ils devaient alors se demander si les différents besoins de la lapine leur parlaient à eux : dans quelle mesure ils correspondaient, s'ils pouvaient les nommer et les expliquer, et comment ils pouvaient y répondre. Ce que j'ai observé était incroyable. Ces enfants qui ont du mal à écouter ce qui se passe en dedans, dans leurs corps, émotions et sensations confondues, ont été capables de verbaliser les manquements, les émotions connectées à des besoins non satisfaits. Ils ont été capables de s'identifier aux autres et se sont montrés très empathiques et à l'écoute du vécu de chacun. Nous nous sommes rendu compte, tous ensemble, qu'ils avaient beaucoup en commun malgré les disparités de leurs expériences de vie. Les enfants qui sont d'habitude plus introvertis ou qui semblent se sentir plus confrontés en séance individuelle se sont dévoilés et ouverts. Ils étaient présents, justes, honnêtes. Est-ce que je vous ai déjà dit que la zoothérapie faisait des miracles ?

ZOOTHÉRAPIE ET AUTISME

J'ai proposé des rencontres individuelles avec Tiloup au sein d'une institution pédopsychiatrique qui accueille les enfants entre 3 et 5 ans ayant un TSA. L'objectif de la rencontre était la désensibilisation aux chiens, mais aussi et principalement la mise en relation à l'autre, la communication et l'ouverture.

C'était la première fois que je rencontrais ces quatre enfants, l'un après l'autre. J'ai proposé à l'éducatrice présente ce jour-là de venir observer et soutenir l'enfant pendant l'activité que je proposais. J'avais préparé un sac d'intervention rempli de brosses différentes, des jeux préférés de Tiloup, des outils et objets de plein de textures, odeurs et bruits différents. Je me rappelle cette petite fille, Maya (le prénom a été changé), qui n'arrêtait pas de sourire, qui était capable de regarder Tiloup dans les yeux, plus ou moins longtemps, avant de plonger son regard dans le mien. Elle tendait les jouets à Tiloup, mais lorsque celle-ci se montrait trop excitée, Maya se retirait et Tiloup déviait alors sa trajectoire pour ne plus être en confrontation directe avec la petite fille. J'ai observé mon chien s'ajuster impeccablement au ressenti de Maya, être en contact avec elle lorsque celle-ci était prête à cela et se retirer lorsque c'était trop. Maya s'est montrée intéressée par Tiloup, revenait au contact, utilisait les jeux et outils que j'avais suggérés.

Le plus fort dans tout ça, c'est le commentaire de l'éducatrice à la fin de la séance qui m'apprit qu'elle n'avait *jamais* vu Maya sortir de sa bulle, soutenir aucun regard parce que cela était trop confrontant pour elle, et qu'elle ne l'avait jamais vue sourire.

ZOOTHÉRAPIE ET DÉMENCE D'ALZHEIMER

La zoothérapie auprès des personnes âgées vivant avec la démence d'Alzheimer est une alliance si naturelle que cela m'étonne qu'en France ce ne soit pas systématiquement utilisé comme au Québec. Chaque *home*, chaque résidence de personnes âgées possède son zoothérapeute depuis déjà bon nombre d'années. Comme l'animal vient activer la mémoire émotionnelle (au même titre que la musique ou les arts), les gens qui perdent lentement la mémoire se rappellent très vivement des souvenirs, car la mémoire émotionnelle n'est pas linéaire. Les souvenirs reviennent et les rencontres créent alors de grands moments, tendres et bouleversants.

J'intègre également beaucoup de sensoriel dans ces interventions, ainsi que des notions de réminiscence pour les mettre en situation de réussite. La réminiscence est la stimulation de la mémoire à moyen et long terme, donc la mémoire qui fonctionne encore, celle à laquelle ils ont accès.

Pour les personnes âgées atteintes de démence, les objectifs les plus importants à travailler restent les suivants : la stimulation cognitive, le renforcement des capacités mentales, les activités de mémoire, les jeux stimulants, les exercices de résolution de problèmes, le maintien de l'autonomie, le soutien émotionnel, les activités de loisirs et les interactions sociales entre eux, la gestion des comportements difficiles (l'agitation, l'agressivité ou la désorientation). Mais tout cela se réalise facilement, de manière naturelle et spontanée en zoothérapie, c'est l'évidence même !

Une patiente à moi en était à ne plus reconnaître ses enfants, mais savait reconnaître lequel de mes deux lapins j'avais cette journée-là (alors que les deux lapins étaient presque identiques). Une autre encore, sortie de son isolement et de sa dépression, a décidé de présenter aux autres patients l'animal que j'emmenais à chacune de mes venues. Une autre s'est mise à composer des poèmes selon les observations qu'elle faisait de l'animal présent. Une autre, qui était artiste, tirait le portrait de chacun des animaux qui m'accompagnaient, ce qui lui a permis de demeurer dans sa passion un peu plus longtemps.

ZOOTHÉRAPIE EN FRANCISATION, CLASSE D'INTÉGRATION IMMIGRATION

Depuis près de dix ans, la ville de Montréal m'engage dans ses classes d'intégration ou de francisation pour les petits autant que pour les adultes, afin que l'apprentissage du français devienne plus ludique. Ce sont des immigrants qui n'ont ni le français ni l'anglais comme première ou seconde langue, ils ont tout à apprendre de nos mœurs, mais de notre langue également. Du fait de leur parcours de vie ou de leurs habitudes culturelles, ces ateliers de zoo-lecture sont souvent synonymes de beaucoup de réactions. Ils sont étonnés de voir arriver des animaux dans les classes ou dans les bibliothèques, quoi ! c'est permis ? Mais oui ! Il n'y a pas besoin de parler la même langue pour se comprendre lorsqu'il y a présence d'un animal. Quelques gestes et exemples concrets suffisent pour que tous comprennent ce qu'on doit exécuter comme mouvements pour faire l'activité proposée. Avec les plus avancés, la zoo-lecture (qui consiste à faire la lecture à l'animal présent tout en réalisant des activités) devient soudainement beaucoup moins stressante, ils n'ont plus peur de se tromper, car l'animal ne juge pas, l'animal est patient, et les petites erreurs de prononciation deviennent des rigolades communes. Nous consultons les enseignants en francisation pour connaître le niveau de chacun des groupes que nous avons, et nous établissons un plan d'intervention pour la séance du jour. Chaque groupe est bien sûr différent, mais aussi, au sein d'un même groupe, les niveaux de chacun varient. Il faut savoir adapter une activité pour plusieurs niveaux d'apprentissage. Les mots appris et révisés restent de façon beaucoup plus marquée lorsqu'il y a présence des animaux. Apprendre en s'amusant et en interagissant avec l'animal imprègne d'une tout autre façon. Plusieurs personnes ont dû laisser dans leur pays leur animal de compagnie, alors nous assistons souvent à de jolis moments de tendresse et de larmes de souvenirs.

L'enthousiasme de la municipalité est beau à voir : oui, apprendre le français, mais pourquoi ne pas chercher de nouvelles façons de le faire, d'ajouter des activités spéciales au sein des cursus ? Je suis ravie de faire ces ateliers depuis tant d'années, ce sont des moments qui donnent du souffle et nous font retomber en amour avec le métier de zoothérapeute !

ZOOTHÉRAPIE ET TROUBLES DE COMPORTEMENT

Ces dernières années, j'évolue avec ma pratique en zoothérapie auprès des jeunes ayant, entre autres, un diagnostic de troubles graves de l'attachement. Ce qui représente des problèmes sérieux et quantifiables dans le développement du jeune, pour le reste de sa vie. Voici l'extrait d'un article sur Internet[4] qui permet de mieux cerner le sujet :

« La capacité d'établir un lien sélectif avec une figure d'attachement est reconnue comme un facteur décisif dans le développement normal, puisque l'échec à former un tel lien dans la petite enfance est associé à des troubles permanents, et en dépit des traitements, difficilement réversibles de la socialisation. En effet, l'enfant qui n'a pu bénéficier dans les premières années de vie d'une présence maternelle apte à favoriser l'apparition de liens d'attachement (en raison de ruptures répétées ou encore de l'incapacité de la figure maternelle à être sensible à ses besoins) risque de se détourner peu à peu de la relation pour devenir complètement détaché.

Rutter, en 1979, soutient que l'échec à former un lien sélectif durant la première enfance entraîne plus tard toute une série de comportements sociaux inadéquats. Pour lui, l'incapacité à établir un lien sélectif dans la première enfance compromet sérieusement l'adaptation sociale de l'enfant, ce handicap ne pouvant être entièrement surmonté plus tard par le placement de l'enfant dans un environnement plus favorable.

En 1995, Rutter précise que plus la période passée sans substitut maternel stable et adéquat est longue, plus les possibilités de rattrapage sont limitées. En effet, l'enfant, au lieu de former de nouveaux liens d'attachement, se détourne peu à peu de la relation pour réinvestir en lui-même l'amour d'abord destiné aux figures parentales. Tout se passe comme s'il avait abandonné l'idée qu'on puisse répondre à ses besoins. Il se montre peu disposé à aimer et à se laisser aimer, se liant plutôt de façon superficielle aux adultes, qui deviennent facilement interchangeables à ses yeux.

Selon Steinhauer, un enfant qui n'aurait pas développé avant 2 ans sa capacité d'attachement conservera de graves séquelles, tant au plan social que cognitif. En effet, [cet auteur] prétend que c'est afin de maintenir ses liens à

4. https://psychaanalyse.com/pdf/LES%20TROUBLES%20DE%20L%20ATTACHEMENT%20(11%20Pages%20-%2074%20Ko).pdf.

la figure maternelle que l'enfant parvient à abandonner des comportements non désirables socialement, mais qui lui procurent du plaisir.

Loeber affirme aussi qu'il existe une période critique durant l'enfance, qui assure l'apprentissage d'habiletés sociales et que des situations de privation durant cette période, par des événements comme la séparation d'avec la mère, la succession des figures maternelles et la pauvre qualité des soins, préfigurent des comportements antisociaux ultérieurs.»

Lors des interventions, il serait aisé d'être personnellement atteint ou déstabilisé par l'apparente indisponibilité du jeune devant soi. Désintérêt, occupation mentale, agitation moteur, fuite de réels contacts signifiants... la liste est longue.

Connaissant leurs défis et lacunes, on le comprend, mais rationnellement. Je suis tombée sur cet article[5] racontant l'expérience qu'a vécue Dawson (auteur californien) : comment sa personnalité et sa réalité ont été formatées à cause des troubles de ses parents mentalement instables, ce qui a causé chez lui des troubles de l'attachement. J'en propose ici une traduction.

« Ce que j'ai d'abord compris, en tant que survivant à des parents dysfonctionnels, c'est que personne dans ton entourage ne peut concevoir ou même entrevoir ce que tu as traversé.

Non, ton ami n'a sans doute pas remarqué qu'il t'a coupé trois fois dans la même conversation, non, ton frère n'a pas eu conscience que sa musique était trop forte pendant que tu essayais d'étudier, non, ton meilleur ami ou ton amoureux ne se rappellera pas que tu es dans un moment intense ou que tu fais face à des échéances stressantes, non, personne d'autre que toi n'a conscience des jeux de pouvoir et de leadership qui s'opèrent dans votre groupe d'amis.

Une habitude qu'ont les jeunes ayant grandi dans ce genre d'environnement nocif et instable est la tendance à relever les moindres détails. Être en état d'alerte et de veille constante. La moindre nuance de changement dans l'énergie, dans le ton des mots, prend des proportions plus grandes, car une

5. Posté sur Bored Panda.

réalité demeure : ce genre de signaux est toujours précurseur de crises et de déséquilibres.

Savoir lire l'énergie d'une pièce, gérer les changements d'humeur, percevoir l'ironie qui mène aux dangers futurs… ce sont des signaux normaux qu'un jeune qui a grandi depuis son plus jeune âge avec des troubles de l'attachement, avec des parents mentalement instables, a appris à analyser en tout temps. Tout le temps.

La réalité est que la plupart des gens ne font pas toutes ces analyses et perpétuelles remises à niveau du soi versus l'entourage immédiat. Je ne dis pas non plus que tous ceux qui ont cette réalité le font, mais ce genre de comportement est souvent le résultat d'abus.

J'ai une règle, je ne réponds pas aux sous-textes, aux sous-messages. Ce qui inclut les tentatives de culpabilisation, les silences qui excluent, les traitements passifs-agressifs, etc. Je les vois, je les remarque, je dois aussi parfois les analyser, prendre une grande respiration et choisir de ne pas répondre. Parce que, ou bien c'est une réalité, ou bien c'est moi qui suranalyse et qui donne une signification à quelque chose qui n'en a pas. L'habitude que j'ai de donner crédit à des détails qui pourraient mener à un éventuel danger pour moi est toxique. Et dangereuse pour mes relations.

La meilleure chose que j'ai pu faire pour moi et pour mes relations est d'insister sur l'importance d'une réelle communication, honnête, en refusant catégoriquement les sous-textes.

Pour certains, cela relève d'un code moral ; pour les jeunes survivants aux troubles de l'attachement ou à des parents mentalement instables, c'est une exigence pour rendre possible la guérison. »

Ce témoignage m'a réellement touchée, sur plusieurs niveaux. D'abord, parce que je peux mettre sur son expérience des visages bien connus de jeunes qui sont dans cette réalité. Ensuite, parce que ça explique l'indisponibilité mentale et émotive de certains autres. Bâtir une relation saine et sécurisante, pour beaucoup d'entre eux, il n'en sera jamais question. Pas par choix, mais par impossibilité.

J'aurai beau y mettre tout mon cœur et mon âme, les bases sont si abîmées, absentes et saccagées que jamais je ne pourrai espérer les y rejoindre.

Mais.

J'espère parvenir à leur démontrer que certains adultes peuvent être bienveillants, soutenants, présents, sans rien demander. Qu'eux-mêmes peuvent faire confiance à leur instinct et à leur intuition, qu'ils ont le droit de faire de mauvais choix, que ce n'est pas grave. Qu'un adulte peut être là, tout près, sans rien attendre d'eux, qu'ils peuvent être acceptés, même dans les manifestations les plus sombres de leur détresse.

Je l'ai souvent dit, évoluer avec ces jeunes qui ont le mont Everest devant eux chaque jour et Hiroshima dans le cœur est sans aucun doute la chose la plus difficile que j'ai eu à faire en dix ans de pratique.

Avec leur façon de se protéger, de nous accepter, de côté… Les voir se battre intérieurement entre leur besoin de socialiser et de créer des liens, et leurs défenses qui remontent… ça bouleverse.

Ça bouleverse fort et pour la vie.

Comme pour eux.

Mais c'est ici que la présence des animaux est totalement renversante (couplée avec une intervenante qualifiée et un bon choix de l'animal), car il m'a été permis de créer des programmes spéciaux destinés à leurs enjeux et la zoothérapie fut réellement salvatrice dans leur ouverture, dans les défis relevés et tant les enseignants que les psychologues sont sans équivoque : ce sont les séances régulières de zoothérapie qui donnent ces résultats inespérés.

Chapitre 12

NOS FORMATIONS POUR LES PROFESSIONNELS

Depuis sept ans déjà au Québec et depuis trois ans en Belgique, nous avons développé une offre de spécialisation en zoothérapie pour les professionnels du secteur de la santé (qu'ils soient infirmier, médecin, psychologue, psychothérapeute, kinésithérapeute, ostéopathe, ergothérapeute, orthophoniste...), mais aussi pour les métiers et acteurs de terrain d'aide à la jeunesse ou en maison de repos, les éducateurs spécialisés, les assistants sociaux ou toute autre profession qui souhaite ajouter une corde à son arc.

Toutes les professionnelles que nous avons accompagnées ne voulaient pas suivre une simple formation en zoothérapie plus générale, de plusieurs mois, pour apprendre les rudiments de l'intervention. Ce dont elles avaient besoin, c'est d'ajouter la zoothérapie à leur pratique déjà existante. Nous avons alors créé ces formations spécialisées qui se déroulent au Québec, deux fois par an (en novembre et en juin). En Belgique, la formation débute aux alentours du mois de février et se termine avec une semaine intensive au mois de mai puis la remise du travail de certification en juin.

L'objectif principal de la formation est d'apporter les clés qui permettent d'agir au quotidien avec différents types d'animaux pour diverses formes de thérapie et soins auprès des patients et d'apprendre comment lire ses partenaires animaliers et bien travailler en collaboration avec ceux-ci dans le respect et l'échange.

Le contenu de notre formation est riche et varié et nous veillons à exemplifier chaque concept théorique par un exercice concret pratique. Nous apprenons à nos participants à identifier et à nommer les objectifs d'intervention, l'application de la zoothérapie adaptée à la patientèle (l'autisme, les déficiences intellectuelles, les démences, les troubles du comportement, les troubles de l'attachement, les troubles de l'apprentissage) et à leurs besoins spécifiques, comment créer son équipe animale, comment adapter et concevoir le matériel et les outils d'intervention, l'élaboration de la prise en charge thérapeutique et du rapport d'intervention.

Notre formation en zoothérapie comporte également tout un volet concernant la gestion du comportement animal, son éducation et sa grille d'évaluation (pour les chiens, les chevaux et les rongeurs).

Nous poursuivrons ces groupes, car leur richesse est telle que, lorsque tous les professionnels s'associent pour faire avancer un patient, les résultats sont extraordinaires.

La Haute École Léonard-de-Vinci a rendu possible qu'un premier volet de notre formation se fasse en formation continue (ce que nous faisons toujours depuis) pour les étudiants de maîtrise et de doctorat. Avec ce premier volet, nous souhaitons ouvrir de nouvelles opportunités à ces futurs professionnels. La réponse à cette offre est toujours grandissante. Il faut ouvrir un tout petit peu les horizons pour que les lumières dans les yeux s'allument et que l'univers des possibles apparaisse. Comme c'est grisant d'assister à cela !

De là, nous avons transformé notre formation en offre de certificat diplômant officiel pour que le gouvernement belge propose officiellement un véritable cursus encadré et que plus de professionnels ajoutent la zoothérapie à leur pratique. Nous sommes si fières et satisfaites de pouvoir annoncer qu'en 2024-2025 notre toute première classe reconnue verra le jour à Louvain-la-Neuve!

Oui, le projet a été accepté et nous sommes officiellement reconnues par la Haute École Léonard-de-Vinci et le gouvernement, avec des crédits officiels. À ce titre, nous adressons un merci tout particulier à Émilie Wilmet et Cédric Andrien qui ont cru à notre offre et qui ont tout mis en place pour faire de ce grand projet une réalité! La zoothérapie est reconnue et sera encadrée, largement diffusée et d'autres professionnels l'ajouteront à leur pratique.

Cette année, ce sera pour la Belgique, mais, la France, vous n'avez qu'à bien vous tenir, car on arrive! Notre prochain but sera de proposer ce diplôme universitaire chez vous!

À travers cet ouvrage, nous espérons avoir (r)allumé une flamme dans votre vision de votre pratique professionnelle (pour celles et ceux qui travaillent dans le milieu) et, de manière générale, dans votre vision des animaux et leurs capacités incroyables de rendre la vie meilleure. Nous n'avons pas pu établir la nomenclature de toutes les initiatives qui sont mises en place actuellement en zoothérapie, car elles sont trop nombreuses (et quelle joie!), mais nous espérons que notre humble contribution à cette révolution aura su faire grandir ce bel édifice.

Nous sommes plus qu'enthousiastes lorsque vous nous contactez et nous racontez vos initiatives ou encore demandez conseil – nous serons toujours là pour vous épauler! Cocréons ensemble, partageons cet amour des animaux et de ces beaux humains pour la faire, cette révolution!

Zoothérapeutiquement vôtres,

Audrey et Mélissa

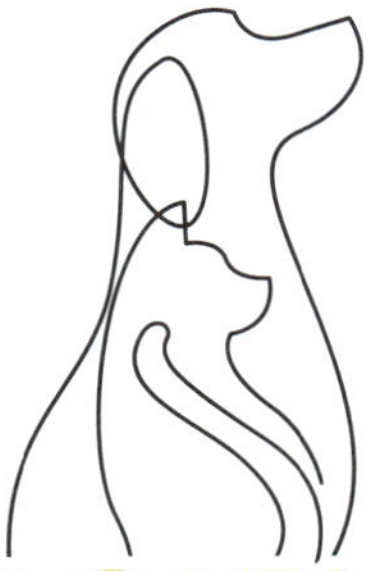

REMERCIEMENTS

Nous tenons à remercier Cédric Andrien de la Haute École Léonard-de-Vinci pour sa vision et son accompagnement professionnel ; merci à toutes les professionnelles formées par nos soins et avec qui nous évoluons depuis les dernières années, et qui nous rendent fières de ce qui se développe en zoothérapie sur le terrain. Remerciements à Sandrine Navarro et Corinne Peltier grâce à qui ce livre peut aujourd'hui exister. Nous tenons à souligner l'ouverture d'esprit des divers centres, écoles et maisons de repos ainsi que de leurs professionnels avec qui nous intervenons et de leur remarquable implication pour rendre la zoothérapie toujours plus disponible. Nous souhaitons attirer l'attention sur les grandes qualités des professionnels qui suivent nos formations et qui ont à cœur de rendre leur profession encore plus qualitative, merci de votre confiance et encore bravo de prendre part à cette révolution si nécessaire. Merci, Émilie Wilmet, pour ton dévouement et les opportunités que tu nous offres, une aide précieuse au rayonnement de la zoothérapie comme nous en avons tellement besoin.

Audrey tient à remercier son mari océanique, sans qui il ne serait pas possible de venir sur l'autre continent s'il ne tenait pas le fort pendant ses nombreuses absences, et pour le soutien indéfectible dont il fait preuve face à toutes ces nouvelles aventures, celle-ci et celles encore à venir. Merci tout particulièrement à Mélissa Snauwaert, meilleure amie et collègue, qui a défriché la Belgique en pionnière et qui défonce les portes pour porter notre message, avec qui c'est un réel bonheur de grandir au fil des années. Et merci tout particulièrement à cette armée de zoothérapeutes qui prend forme, qui répondent toujours présent depuis les dernières années et qui croient qu'un monde meilleur est possible grâce à la zoothérapie. Vous vous reconnaîtrez, je le sais !

Mélissa tient à remercier son amie et collègue Valérie Graindorge, avec qui elle travaille auprès des enfants en foyer et qui ouvre les portes de l'accompagnement avec et par les animaux. Merci de son soutien, de sa confiance et de sa générosité incroyable.

Merci à Caroline Renard, Sophie Gérard et Axelle Breul qui ont ouvert leurs portes de leurs centres pluridisciplinaires pour intégrer la zoothérapie en tant que pratique officiellement reconnue pour ses bienfaits et avancées incroyables en thérapie. Merci d'avoir cru en elle et de continuer de lui donner cette confiance.

Merci à toutes ces professionnelles incroyables qui ont accepté de témoigner dans cet ouvrage si spécial pour Audrey et elle.

Merci à Danny Bélanger qui lui a appris tout ce qu'elle connaît aujourd'hui des animaux, et qui continue de la former. Merci à Kaylie Bruner qui lui a fait découvrir la thérapie crânio-sacrée en passant par les énergies et qui l'a aidée à redévelopper sa sensibilité au toucher. Merci à Kathleen Lavigne, sa thérapeute en relation d'aide depuis cinq ans, qui la soutient dans la découverte et la connaissance d'elle-même, dans la communication de ses besoins et limites et grâce à qui la poursuite de la croissance de soi est toujours assurée. Merci à sa maman, Brigitte Van Meenen, qui ne cesse de croire en elle et qui se montre ultra disponible pour l'aider à accomplir tous ses projets professionnels et personnels qui lui tiennent tant à cœur.

Merci à ses patients, aux parents et professionnels, qui croient en elle et lui renvoient tellement plus que ce qu'elle donne déjà.

Merci à son entourage qui la soutient, la renforce et l'aime inconditionnellement.

Et enfin, merci à Audrey Desrosiers, meilleure amie, mentor et collègue, qui la soutient à chaque pas de son parcours. Son énergie, son cœur et sa force lui ont fait réaliser que tout est possible.

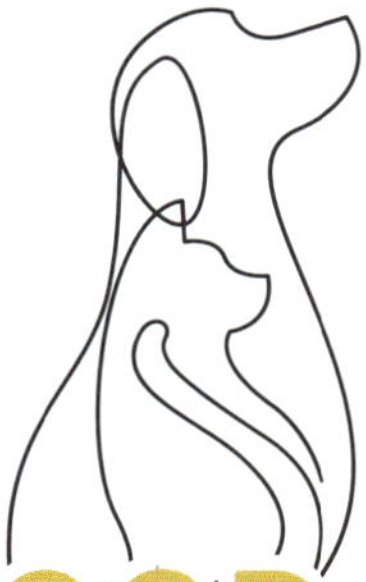

BIBLIOGRAPHIE

Arenstein, Georges-Henri, *Zoothérapie : quand l'animal devient assistant-thérapeute*, Saint-Sauveur (Québec), Marcel Broquet, 1947.

Arenstein, Georges-Henri, *La Zoothérapie : une thérapie hors du commun. Quand l'animal devient assistant-thérapeute*, Saint-Jérôme, Ressources, 2008.

Arenstein, Georges-Henri, *La Zoothérapie : nouvelles avancées*, Québec, Option santé, 2009.

Arenstein, Georges-Henri, *Un lien si fort : éviter le stress entre les animaux et nous*, Saint-Sauveur (Québec), Marcel Broquet, 2014.

Arenstein, Georges-Henri, *Ces animaux qui aiment autrement : leurs bienfaits exceptionnels au quotidien de l'être humain*, Saint-Sauveur (Québec), Marcel Broquet, 2015.

Arenstein, Georges-Henri, *La Zoothérapie, profils d'aujourd'hui : ces animaux qui nous rendent service*, Lanoraie (Québec), Les éditions de l'Apothéose, 2020.

Baran, Myriam, *Maman-singe : les singes capucins au service des handicapés*, Paris, Ramsay, 1996.

Barton, Julie, *Comment mon chien m'a sauvée de la dépression*, Paris, Pocket, 2018.

Beiger, François, *Autisme et zoothérapie : communication et apprentissages par la médiation animale*, Paris, Dunod, 2011.

Beiger, François, *Éduquer avec les animaux : la zoothérapie au service des jeunes en difficulté*, Paris, Dunod, 2014.

Beiger, François, *La Zoothérapie auprès des personnes âgées : une pratique professionnelle*, Malakoff, Dunod, 2019.

Beiger, François, *L'Enfant et la médiation animale : une nouvelle approche par la zoothérapie*, Malakoff, Dunod, 2021.

Belin, Bernard, *Animaux au secours du handicap*, Paris, Montréal, L'Harmattan, 2000.

DeRoth, László, *Le Stress, votre chien et vous*, Mont-Saint-Hilaire, Éditions Biocore, 1993.

Grandgeorge, Marine, *L'Animal et l'enfant avec troubles du spectre autistique : une relation au quotidien*, Paris, L'Harmattan, 2020.

Green, David, *Ces incroyables chats : les pouvoirs secrets de votre chat et l'étonnante zoothérapie !*, Montréal, Éditions Frémontel, 1989.

Herrmani, Victoria, *50 exercices de thérapies avec les animaux*, Paris, Eyrolles, 2019.

Kohanov, Linda, *Comme les chevaux... ensemble et puissants. Une approche humaniste pour développer son intelligence sociale, son leadership et son potentiel créatif*, Paris, Le Courrier du livre, 2015.

Kostadinova, Eléna et Paré, Normand, *Kosta : zoothérapie sans frontières*, Longueuil, Performance édition, 2018.

Lepage, Catherine, *Zoothérapie*, Montréal, Éditions Somme toute, 2016.

Mangez, Caroline, *Les Animaux guérisseurs*, Paris, JC Lattès, 1992.

Melson, Gail, *Les Animaux dans la vie des enfants*, Paris, Payot et Rivages, 2009.

Millet-Clerc, Joëlle et Chaumont Jean-Pierre, *Les Animaux qui guérissent nos maux*, Besançon, Graine d'auteur, 2018.

Montagner, Hubert, *L'Enfant et l'animal : les émotions qui libèrent l'intelligence*, Paris, Odile Jacob, 2002.

Motte-Florac, Élisabeth, *Animaux médecines*, Toulouse, Plume de carotte, 2015.

Paoli, Laurence, *Quand les animaux nous font du bien*, Paris, Buchet-Chastel, 2022.

Papp, Lisa, *Chloé et sa copine de lecture*, Toronto, Scholastic, 2017.

Romp, Julia, *Mon ami Ben. Un chat sauve un enfant de l'autisme : témoignage*, Paris, J.-C. Gawsewitch, 2011.

Ruckert, Janet, *L'Animal thérapeute : comment votre animal de compagnie peut vous aider à résoudre vos problèmes*, Montréal, Du Roseau, 1994.

Sarica, José, *Zoothérapie : le pouvoir thérapeutique des animaux*, Paris, Arthaud, 2017.

Théberge, Charlotte, *Chaton et moi... et le cancer*, Saint-Romuald, Les éditions Sans âge, 2000.

Vaillant, Adeline, *Le Chien qui soignait les enfants : chroniques d'une cynothérapeute*, Paris, La boîte à Pandore, 2021.

Vernay, Didier (sous la direction de), *Le Chien, partenaire de vies : applications et perspectives en santé humaine*, Toulouse, érès, 2018.

Vuillemenot, Jean-Luc, *Un animal et la vie est plus belle : ces animaux qui nous font du bien !*, Bruxelles, Ixelles, 2011.

Wailly, Philippe de, *Ces animaux qui nous guérissent*, Paris, Le Courrier du livre, 2015.

pca
cmb
édition pré-presse
livres numériques

44400 Rezé

IMPRIM'VERT®

Achevé d'imprimer en juillet 2024 sur les presses de la SEPEC en France
Numéro d'impression : 27305240703

PEFC
10-31-1470
Certifié PEFC
Ce produit est issu de forêts gérées durablement et de sources contrôlées
www.pefc-france.org